Chökyi Nyima Rinpoche
Medizin und Mitgefühl

Um ein gütiger, bewusster und entspannter Mensch zu werden, muss man letztlich nicht an vergangene und zukünftige Leben oder das Gesetz von Karma glauben. Es hängt alles davon ab, wie wir uns verhalten und unseren Geist schulen. Wenn wir das auf angemessene Weise tun, beginnen sich alle guten Eigenschaften aus unserem Geist heraus zu entwickeln und alle negativen Züge nehmen allmählich immer mehr ab. Hierin ist der gesamte spirituelle Weg enthalten.

CHÖKYI NYIMA RINPOCHE

Auf der absoluten Ebene ist Mitgefühl die erwachte Natur des Geistes.

DILGO KHYENTSE RINPOCHE

20.11.11

Chökyi Nyima Rinpoche

Medizin und Mitgefühl

Anleitung eines tibetischen Lamas
für medizinische Fachkräfte und Betreuende

Aus dem Amerikanischen übersetzt
von Elisabeth Pitzenbauer

Arbor Verlag
Freiamt im Schwarzwald

Dieses Buch ist dem Gedenken an Tulku Urgyen Rinpoche gewidmet, Chökyi Nyima Rinpoches mitfühlendem und verwirklichtem Vater, der jede der in diesem Buch beschriebenen Eigenschaften verkörperte. Er bleibt uns eine Inspiration.

1   2   3   4   5   Auflage
06 07 08 09 10   Erscheinungsjahr

Titelfoto: © 2006 photocase.com
Lektorat: Doris Wolter
Gestaltung & Layout Innenseiten: Rosalie Schnell
Gestaltung Buchcover: Dirk Henn
Druck und Bindung: Westermann, Zwickau

Dieses Buch wurde auf 100 % Altpapier gedruckt und ist alterungsbeständig.
Weitere Informationen über unser Umweltengagement
finden Sie unter www.arbor-verlag.de/umwelt.

www.arbor-verlag.de

ISBN 3-924195-93-5

Inhalt

ÜBERBLICK

DAS TRAINING

PRAKTISCHE RATSCHLÄGE

Vorwort I

„Ein Arzt sollte sich für eine fachkundige und angemessene medizinische Behandlung einsetzen, mit Mitgefühl und Respekt für die Würde und die Rechte des Menschen." – *Erster Grundsatz des medizinethischen Kodexes der „American Medical Association" (Amerikanische Medizinische Vereinigung)*

Jeder Arzt weiß, um fachlich auf dem neuesten Stand zu sein ist es stets notwendig mehr über wissenschaftliche Fortschritte und die neuesten, wirksamen Medikamente und Behandlungsmethoden in Erfahrung zu bringen. Wie viele Ärzte wissen jedoch auch nur ansatzweise, wie sie mitfühlender werden können? Neigen manche einfach mehr als andere zu Mitgefühl? Ist es ihnen angeboren? Ist es möglich, sich Mitgefühl auf die gleiche Weise anzueignen, wie man Wissen und Fertigkeiten erwirbt, die zum Handwerk der Medizin gehören?

Die in diesem außergewöhnlichen Buch vertretene These gibt eine klare Antwort: Der gewissenhafte Arzt *kann* Mitgefühl erlernen. Es ist möglich. Einem bemerkenswerten amerikanischen Arzt, David Shlim, ist es gelungen. Aber noch bedeutsamer ist, dass er und sein Koautor, der tibetische Lama Chökyi Nyima Rinpoche, beschreiben, wie es auch uns möglich ist. Ihre Herangehensweise an Mitgefühl im medizinischen Bereich entwickelte sich während ihrer zwanzigjährigen Bekanntschaft und entspringt der Philosophie des tibetischen Buddhismus. Es wäre jedoch ein Fehler anzunehmen, nur ein Anhänger des Buddhismus könne von den Ideen in diesem Buch profitieren – durch Lesen, Nachdenken darüber und entsprechendes Handeln. Über seine philosophischen Aussagen hinaus bietet dieses Buch eine praktische Anleitung für jeden, der mitfühlender werden möchte.

Von Michelangelo sagt man, er hätte Skulpturen geschaffen, indem er die Figuren aus dem Stein befreit hätte. Ähnlich drückt es Chökyi Nyima Rinpoche aus, wenn er hier lehrt, dass Mitgefühl einem jeden von uns innewohnt und zum Vorschein kommt, wenn wir die Hindernisse der Begierde, der Wut und der Unwissenheit beiseite räumen. Hierfür muss man sich anstrengen und Methoden nutzen, aber Mitgefühl ist keine Technik. Mitgefühl entsteht, wenn man ein verständnisvoller und offener Mensch mit einer vervollkommneten Persönlichkeit wird. In moderner psychologischer Terminologie ausgedrückt nutzt man bei der gezielten Absicht, Mitgefühl zu entwickeln, die Prinzipien der kognitiven Übereinstimmung. Mit dem Wissen, wie man aus der Quelle des eigenen Mitgefühls schöpft und aus diesem Verständnis heraus handelt, bringt man es in die eigene Arbeit und das eigene Leben ein. Persönliches Wachstum und professioneller Scharfsinn gehen so Hand in Hand.

Die gleichen geistigen Fähigkeiten, die Mitgefühl fördern – Ungewissheit ertragen, sich jeden Moments gewahr sein und Offenheit gegenüber neuen Informationen – können auch zu besseren medizinischen Entscheidungsfindung führen. Mitgefühl fördert Kompetenz. Mitfühlende Ärzte bleiben besser auf die wahren Bedürfnisse ihrer Patienten ausgerichtet, während sie bei deren Behandlung gleichzeitig ihr Fachwissen vollständig ausschöpfen. Auf diese Weise ist Mitgefühl der direkte Ausdruck einer Fürsorge, bei der der „Patient im Mittelpunkt" steht – eine ausschlaggebenden Komponente eines qualitativ hochwertigen Gesundheitssystems. Tatsächlich wurde dieser Begriff in einem Bericht des US-amerikanischen „Institute of Medicine" im Jahre 2001 unter dem Titel „Die Qualitätskluft überwinden: Ein neues Gesundheitssystem für das 21.Jh." als ein herausragendes Qualitätsmerkmal definiert.

„Medizin und Mitgefühl" erinnert uns daran, dass ein mitfühlender Arzt die Lage besser meistert als ein nicht mitfühlender. Mitgefühl führt nicht nur zu einer besseren Fürsorge für den Patienten, es verstärkt auch die Fähigkeit des Arztes, mit den schwierigen Situationen eines todkranken, fordernden oder frustrierten Patienten umzugehen. Wenn wir unser Mitgefühl stärken, erinnert uns dies auch an die Motivation, die viele eine medizinische Laufbahn hat wählen lassen. Angesichts der vielfältigen Anforderungen an Ärzte heutzutage sind solche Hinweise begrüßenswerter denn je.

DR. MED. DR. PHIL. HARVEY V. FINEBERG,
PRÄSIDENT DES INSTITUTE OF MEDICINE
OF THE NATIONAL ACADEMIES, WASHINGTON D.C.

DR. MED. DONALD E. FINEBERG,
PSYCHIATER, SANTA FE, NEW MEXICO

Vorwort II

DR. MED. DAVID R. SHLIM

„Medizin und Mitgefühl – diese Begriffe habe ich an der medizinischen Fakultät noch niemals gleichzeitig erwähnt gefunden." Als ich dieses Buches zusammenstellte, machte mich dieser Kommentar eines Freundes darauf aufmerksam, wie fremdartig ein Training in Mitgefühl wirken könnte. Ich hatte die vorausgegangenen fünfzehn Jahre in Nepal gelebt, wo ich die betriebsamste Touristen-Klinik der Welt geleitet hatte. Ich hatte auch den tibetischen Buddhismus studiert und darin einen Corpus an Wissen entdeckt, welcher einem motivierten Fürsorgenden von großem Nutzen sein kann.

In diesem Buch präsentiert Chökyi Nyima Rinpoche, ein tibetischer Lama, der einem großen Kloster in Nepal vorsteht, eine Vision von liebevollen, mitfühlenden und weisen Fürsorgenden und gibt Anweisungen, wie wir uns darin üben könnten, dieser mehr zu entsprechen. Dieses Buch ist zeitgemäß, da es eine Art Gegenmittel zum derzeitigen Klima in der Medizin darstellt, welches von modernster Technik und einem vermehrten Einfluss finanzieller Überlegungen auf die Gesundheitsfürsorge beherrscht wird. Man geht davon aus, dass Mitgefühl für den Patienten, falls es überhaupt in Betracht gezogen wird, bei der medizinischen Begegnung schon von vornherein vorhanden sei, weil es ja bereits darum geht, die Gesundheit zu verbessern oder jemanden länger leben zu lassen. Aber selbst wenn ein Arzt sich dazu inspiriert fühlen würde, offenkundig mitfühlender zu sein oder mit schwierigen Patienten und Situationen mit mehr Anstand und Würde umzugehen, könnte er diese Fähigkeit nirgends entwickeln lernen.

Eine junge Ärztin, die gerade ihre Ausbildung beendet hatte, traf einmal Chökyi Nyima Rinpoche in Nepal. Sie fragte ihn: „Zu Beginn jedes Tages möchte ich den Menschen wirklich helfen, aber wenn der Tag endet, möchte ich mich um niemanden mehr kümmern. Ich habe genug. Warum ist das so?" Chökyi Nyima Rinpoche antwortete: „Weil Sie noch nicht vollständige Erleuchtung erlangt haben. Aber es ist sehr gut, dass Sie jeden Tag mit dem Wunsch beginnen, den Menschen zu helfen."

Dieses Buch ist ein Wegweiser für diejenigen, die gerne jeden Tag beginnen würden mit dem Wunsch anderen zu helfen,. Es bietet Methoden an, die sowohl den Wunsch zu helfen als auch die Fähigkeit zu helfen steigern und gleichzeitig die dazu eingesetzte Anstrengung verringern. Das Buch beschreibt das, was Buddhisten Erleuchtung nennen und zeigt, wie solch ein Zustand es ermöglicht, anderen mehr Mitgefühl mit weniger Beschränkungen entgegenzubringen.

Die Philosophie des tibetischen Buddhismus hat die Entwicklung von Mitgefühl zur Grundlage. Im Buddhismus wird Mitgefühl als der Herzenswunsch definiert, anderen ihr Leiden zu erleichtern. Die Methode zur Entwicklung von Mitgefühl beruht auf der Erkenntnis, dass alle Wesen die Fähigkeit des Mitgefühls bereits in sich tragen. Diese Fähigkeit kann durch Übung vertieft und gefestigt werden, was zu mehr Mitgefühl führt, das mit weniger Mühe verbunden ist. Mit anderen Worten: Mitgefühl ist unser natürlicher Zustand. Deshalb besteht das Üben von Mitgefühl einfach nur darin, unser natürliches Mitgefühl hervortreten und wachsen zu lassen.

Es gibt keine Frage: das Training funktioniert. Der Dalai Lama ist nur eines unter Hunderten von lebenden Beispielen in der tibetischen Tradition, welches tiefes Mitgefühl verkörpert und andere dazu inspiriert. Tausende von Tibetern haben sich in den vergangenen tausend Jahren diese Lehren zu Herzen genommen und unerschütterliches Mitgefühl und Weisheit erlangt. Obwohl diese Methoden gerade erst einem größeren westlichen Publikum vorgestellt werden, wurden sie doch in der Vergangenheit lang erprobt. Dies ist kein New Age-Zeugs. Um den Patienten gegenüber mitfühlender zu sein, erlernen Ärzte und Pflegepersonal normalerweise Techniken, um bessere Gespräche zu führen, sich mehr einzufühlen oder in schwierigen Situationen angemessener zu reagieren. Viele Krankenschwestern und Pfleger stellen jedoch fest, dass ein mitfühlenderes Engagement einen belastenden emotionalen Tribut fordert – je näher sie einem Patienten kommen, umso schwieriger wird es für sie, mit dem Leiden des Patienten umzugehen. Letzten Endes können selbst die mitfühlendsten Ärzte oder Krankenschwestern an einen Punkt kommen, an dem sie sich nicht mehr so aufrichtig um den Patienten kümmern können oder Sinn in ihrer Arbeit finden. Deshalb ist es ein besonderer Glücksfall, dass die tibetisch-buddhistische Methode das Mitgefühl steigert und es gleichzeitig müheloser werden lässt. Wahres Mitgefühl fühlt sich sowohl für den Fürsorgenden als auch den Empfänger gut an. Anstatt den Stress zu vermehren, verringert es ihn.

Das Üben von Mitgefühl erfordert jedoch eine gewisse Bemühung. Die meisten Menschen sind sich einig, dass Ärzte Menschen nach zwanzig Jahren Praxis besser behandeln können als zu Beginn ihrer Tätigkeit. Wie das Medizinstudium kann die Entwicklung von Mitgefühl zu einem lebenslangen Streben werden, das zu einer ständigen Verbesserung führt. Leser dieses Buches sollten so an das Üben von Mitgefühl herangehen, wie sie vielleicht Klavierspielen lernen würden. Man kann nicht hoffen, dass man aus einem Klavierkurs am Wochenende als Konzertpianist hervorgeht. Genauso wie die Meisterschaft im Klavierspielen ist ein vertieftes Mitgefühl das Ergebnis von konsequentem täglichen Üben und nicht eine plötzlich auftauchende Inspiration.

Mit den Unterweisungen in diesem Buch hat ein tibetischer Lama zum ersten Mal die tibetisch-buddhistische Philosophie auf die Bedürfnisse westlicher Ärzte, Krankenschwestern und anderer Fürsorgender zugeschnitten. Die Unterweisungen sind in einfacherer Sprache als gewöhnlich präsentiert, aber der Umfang der abgedeckten Philosophie schließt das ganze Spektrum des tibetischen Buddhismus ein. Sie könnten den tibetischen Buddhismus für den Rest Ihres Lebens studieren und werden dennoch feststellen, dass in diesem Buch schon all das, was Sie lernen, umrissen worden ist.

Dieses Buch ist in drei Teile gegliedert. Der erste gibt einen Überblick über die menschliche Natur, über das Mitgefühl und die Probleme, die sich den Fürsorgenden bei dem Versuch stellen, ihr Mitgefühl aufrecht zu erhalten. Der zweite Teil bietet eine Anleitung dazu, wie man sich speziell in Techniken üben kann, die die eigene Fähigkeit zum Mitgefühl vergrößern – und das Mitgefühl umfassender und müheloser werden lassen. Der dritte Teil handelt von bestimmten Arten von schwierigen Patienten und Situationen und enthält praktische Ratschläge für den Umgang mit leicht reizbaren und wütenden Patienten, mit Sterbenden und den Eltern sterbender Kinder.

Es heißt, für Menschen, die den Wert dieser Unterweisungen erkennen, seien diese wie pures Gold. Gold existiert jedoch nicht in seiner reinen Form in der Erde. Es muss ausgegraben, herausgelöst und geschmolzen werden, um die von uns geschätzte Form zu bekommen. In ähnlicher Weise muss man die Belehrungen studieren, über sie nachdenken und sie dann im täglichen Leben anwenden, damit sie von praktischem Nutzen sein können.

Alles, was wir in diesem Leben zustande bringen, beginnt mit dem anfänglichen Impuls, etwas Neues zu verwirklichen. Einfach den Wunsch zu empfinden, mitfühlender sein zu wollen, ist der erste kraftvolle Schritt zum Erreichen dieses Zieles. Wenn wir jeden Tag mit dem Wunsch beginnen, anderen helfen zu wollen, sind wir vielleicht irgendwann in der Lage, den Tag mit dem selben Wunsch abzuschließen. Dieses Buch ist jenen Menschen gewidmet, die gerne ihre eigene, dem reinen Gold vergleichbare, mitfühlende Natur entdecken und sie zum Wohle aller Wesen nutzen möchten.

Danksagung

Ich möchte Chökyi Nyima Rinpoche für seine nicht nachlassende Unterstützung dieses Projektes danken. Die Dankbarkeit, die ich ihm gegenüber empfinde, kann ich nicht genug betonen. Er hat seine Erkenntnisse über das Bewusstsein und über das Mitgefühl zwanzig Jahre lang geduldig mit mir geteilt. Auf meine Bitte hin, einen Kurs für Menschen mit medizinischen Berufen zu halten, zögerte er keinen Moment lang, obwohl sein Terminkalender schon außerordentlich voll war. Der Grund weshalb er sich Zeit nahm, Ärzte und Krankenschwestern zu unterweisen, war sein Eindruck, dass er verhältnismäßig wenige Menschen unterrichten konnte, die dann ihrerseits dazu inspiriert sein könnten, das Leiden Tausender Menschen zu lindern.

Ich möchte auch Erik Hein Schmidt, der unter dem tibetischen Namen Erik Pema Kunsang übersetzt, meinen besonderen Dank aussprechen. Ohne die Hilfe fähiger Übersetzer wären für englisch oder deutsch sprechende Menschen die geschicktesten und schönsten Belehrungen in tibetischer Sprache absolut wertlos. Erik gehört zu den weltbesten Übersetzern, und durch Menschen wie ihn erreichen die Erkenntnisse des tibetischen Buddhismus ein neues Publikum.

Vielen Dank auch an Wisdom Publications (den amerikanischen Herausgeber, Anmerkung der Übersetzerin), der die Bedeutung dieses Buches erkannte, die tibetisch-buddhistische Philosophie in den praktischen Bereich zu übertragen, wo sie Fürsorgenden zu mehr Mitgefühl verhelfen kann.

Ich möchte auch meiner Frau Jane und meinen Kindern Matthew und Anna Tara dafür danken, dass sie immer an den Wert dieses Projektes geglaubt haben, obwohl es fünf Jahre gedauert hat, bis es mit diesem Buch Früchte trug.

Es gibt auch viele große tibetische Meister, die die Behandlung eines westlichen Arztes benötigten, weil sie körperlich erkrankt waren. Ich hatte das Privileg, einige dieser Lamas behandeln zu dürfen und im Austausch wiederum Unterricht in buddhistischer Philosophie und Meditation zu erhalten. Obwohl es zu viele wären, um alle aufzuzählen, möchte ich besonders Chogye Trichen Rinpoche, Dilgo Khyentse Rinpoche, Chokling Rinpoche und Tsoknyi Rinpoche danken.

Einleitung

Dr. med. David R. Shlim

Nach meinem ersten halben Jahr als Assistenzarzt bemerkte ich, dass ich mir wünschte, eine Patientin möge sterben, um mich wieder schlafen legen zu können. Die medizinische Ausbildung, die ich durchlief, erforderte oft, dass ich 36 Stunden am Stück wach blieb. In jener Nacht hatte ich bis vier Uhr morgens gearbeitet. Es war die 22. Stunde, die ich im Einsatz war. Ich war gerade in dem fensterlosen Bereitschaftsdienstzimmer eingeschlafen, als mich das Telefon weckte und ich in die Notaufnahme gerufen wurde, um eine neue Patientin aufzunehmen, die Siebte in dieser Nacht. Jetzt verstand ich, warum neu aufzunehmende Patienten im amerikanischen Krankenhausslang „Schlag" genannt wurden. Ich schwankte wie ein Boxer in der letzten Runde als Verlierer zur Notaufnahme. Plötzlich kam in mir der Gedanke auf, dass ich, wenn die neue Patientin sterben würde, bevor ich zu ihr käme, weiterschlafen könnte, anstatt die nächsten zwei bis drei Stunden mit ihr zu reden, sie zu untersuchen und Aufzeichnungen über sie zu machen. Zu diesem Zeitpunkt war das ein angenehmer Gedanke.

Besagte Patientin, eine Frau Mitte Fünfzig, starb nicht. Sie hatte starres, gebleichtes Haar und geschwollene Wangen, die gestreift waren von mit Wimperntusche vermischten Tränen. Sie weinte, während sie eine Litanei von Schmerzen aufzählte, von denen keiner auf eine körperliche Krankheit zurückzuführen war. Wäre jemand in diesen Stunden vor Sonnenaufgang zu uns gestoßen, hätte er schwer sagen können, wer von uns unglücklicher war – die Patientin oder der auszubildende Arzt, der erfolglos versuchte, mitfühlend zu sein.

Als Kind war ich sehr von Mitgefühl motiviert gewesen und hatte immer versucht, verletzten Menschen oder wild lebenden Tieren, die Fürsorge brauchten, zu helfen. Mein Vater war

Mediziner und ein gutes Vorbild eines mitfühlenden Arztes. Aber die Jahre der medizinischen Ausbildung hatten mir langsam mein Mitgefühl abgezogen und durch einen hartnäckigen Gedanken ersetzt: entweder sie oder ich. Die Patienten, deren Leiden eigentlich mein Hauptanliegen hätten sein sollen, waren stattdessen zu meiner Leidensquelle geworden – weil sie mich am Schlafen hinderten, weil sie emotionale Bedürfnisse hatten, die ich nicht erfüllen konnte und weil es ihnen trotz meiner Behandlung nicht besser ging. „Patienten können dich immer noch mehr verletzen", ist einer der Leitsprüche in dem Buch „The House of God" („Das Haus Gottes"), einem erkenntnisreichen Roman über das erste Ausbildungsjahr eines Arztes in einem großen medizinischen Zentrum.

Ich hatte das Mitgefühl nicht vergessen, aber jetzt schien es mir ein Luxus zu sein, den ich mir nicht mehr leisten konnte. Wenn ich wach war, war ich müde. „Für viele Assistenzärzte", schrieb ein Arzt, der die Ausbildung untersuchte, „führt Ermüdung zu Wut, Ablehnung und Bitterkeit anstatt zu Freundlichkeit, Mitgefühl oder Empathie." Eine Ausbildung von überwältigendem Umfang wird in wenige Jahre gepresst. Der andauernde Druck, unter widrigen Umständen Leistungen zu erbringen, bringt psychisch zähe Ärzte hervor, die auch in Krisen und trotz Erschöpfung ihre Aufgabe noch erfüllen. Ich begann mich aber zu fragen, wann und wie in der ärztlichen Laufbahn eigentlich zu Mitgefühl ermutigt wird. Wenn die medizinische Ausbildung das Mitgefühl, das ich zum Medizinstudium mitgebracht hatte, aushöhlte, wann würde ich je zu dem liebevollen, mitfühlenden und weisen Arzt werden, der ich hatte werden wollen?

Wenn dem Mitgefühl in der Medizin wirklich Wert beigemessen werden sollte, so ist aber nicht klar, wann es in der medizinischen Ausbildung betont wird. Bewerber an der medizinischen Fakultät werden in erster Linie aufgrund akademischer Leistungen ausgewählt und nicht aufgrund eines nachweislichen Wunsches, anderen zu helfen. Wenn Studenten einmal an der Universität eingeschrieben sind, werden sie überwältigt von der Notwendigkeit eine Wissenschaft zu erlernen, die der Ausübung des Berufs zugrunde liegt, und später von dem Druck der tatsächlichen Versorgung der Patienten und der Angst, dabei einen Fehler zu machen. Wenn sie mehr Zeit dafür aufwenden, jeden einzelnen Patienten zu trösten, werden sie während der Ausbildung zum Assistenzarzt oft vom aufsichtsführenden Arzt beschuldigt nicht effektiv zu arbeiten. Bei Beginn dieser Ausbildung wird am meisten Wert gelegt auf Effizienz. Es scheint viel wichtiger zu beweisen, dass man das Arbeitspensum meistert, als zu zeigen, dass man mitfühlend sein kann.

Nach Jahren der Ausbildung in diesem Rahmen tendieren Ärzte dazu, sich mehr und mehr auf die mechanischen Aspekte der medizinischen Versorgung – auf die Diagnose und die Behandlung – zu konzentrieren und wenden selten Zeit dafür auf, sich vorzustellen, wie es sich wohl anfühlen würde, Patient in ihrer eigenen Station zu sein. Ärzte haben oft erst nach Abschluss ihrer Ausbildung die Möglichkeit, ihre eigenen Werte in Bezug auf Mitgefühl zu überdenken – zu geben, was sie können, und sich gleichzeitig davor zu schützen, von emotional schwierigen Situationen überwältigt zu werden.

Ironischerweise tritt dieser Mangel an offenkundigem Mitgefühl in der Medizin in einer Zeit auf, in der die Medizin mehr für den Patienten tun kann als zu jeder anderen Zeit in der Geschichte. Zu den großen Fortschritten der letzten fünfzig Jahre gehören Antibiotika, Entzündungshemmer, hoch entwickelte nicht-invasive Diagnosemöglichkeiten, minimal-invasive Operationstechniken, Immunisierung gegen ein breites Spektrum an Krankheiten, Dialyse, Operationen am offenen Herzen und Organtransplantationen. Trotz dieser beachtlichen Leistungen scheinen nur wenige Menschen mit der Art und Weise, wie die Medizin praktiziert wird, glücklich zu sein. Untersuchungen zeigen, dass Ärzte heute mit ihrem Beruf weniger zufrieden sind als je zuvor. Die Patienten beklagen sich oft über die Behandlung und Führungskräfte des Gesundheitswesen raufen sich die Haare bei der Aufgabe, Medizin erschwinglich und überall verfügbar zu machen. Ein Baustein des Puzzles fehlt und dieser Baustein könnte Mitgefühl sein.

Der Mangel an offenkundigem Mitgefühl in der Medizin herrscht vielleicht nicht trotz, sondern gerade aufgrund der technischen Fortschritte der jüngsten Zeit. Ärzte tragen mit der Benutzung des mächtigen Arsenals, das ihnen zur Verfügung steht, oft dazu bei, dass es den Patienten besser geht und sie wieder gesund werden. Sie sind der festen Meinung, dass sie, indem sie ihren Patienten die Symptome erleichtern, bereits Mitgefühl zum Ausdruck bringen, und es irritiert sie, wenn die Patienten ihnen nicht so dankbar sind wie sie es erwarten würden. Wir gehen davon aus, dass bei der medizinischen Begegnung stets Mitgefühl vorhanden ist – wir könnten das „De-facto-Mitgefühl" nennen. Die Patienten suchen Beruhigung, Bestätigung und Wohlwollen bei ihren Ärzten – aber was sie erhalten, fühlt sich oft unpersönlich an. Der Arzt strahlt eine Haltung aus, die man so ausdrücken könnte: „Natürlich sind Sie mir wichtig. Ich kümmere mich doch schließlich um Sie, oder?"

Die Schwierigkeit, eine mitfühlende Fürsorge zu definieren, rührt zum Teil von einem Unbehagen mit dem Wort „Mitgefühl" selbst her. Das Wort „Mitgefühl" kommt in medizinischen Wörterbüchern nicht vor. In einem Standardwörterbuch ist „Mitgefühl" in erster Linie als „mitleiden" definiert. Diese Definition wörtlich zu nehmen und einfach das Leiden der Patienten zu teilen würde wohl weder den Patienten noch den Ärzten helfen. Die Definition des Wortes „Mitgefühl" schließt auch Sympathie mit ein, einen Ausdruck, den Menschen in medizinischen Berufen gerne vermeiden, weil er den Patienten gegenüber herablassend zu sein scheint. Deshalb kommt das Wort „Mitgefühl" selten in medizinischer Literatur vor. Momentan hört man eher Ausdrücke wie „Menschlichkeit" und „Fürsorge".

Ärzte befürchten, sie würden von den Emotionen ihrer Patienten überwältigt, wenn sie sich dafür öffnen würden. Sie meinen, sie müssten sich von dem Schmerz, der Einsamkeit und der Angst, unter denen viele Patienten leiden, distanzieren und wenn sie sich zu sehr mit ihren Patienten identifizieren, riskierten sie emotionale Erschöpfung. Diese emotionale Erschöpfung könnte ihre Fähigkeit, klare Entscheidungen zu treffen, beeinträchtigen.

Deshalb versuchen sie, eine objektive Distanz zu wahren, eine Distanz, die der Patient als nicht teilnahmsvoll erlebt. Auf diese Weise haben Ärzte einen üblen emotionalen Trick in die Ausübung der Heilkunde gebracht: Sie meinen, die einzige Art und Weise, wie sie mehr für die Patienten tun können, sei die, sich innerlich nicht zu sehr zu involvieren.

Die Notwendigkeit, eine intensivere Beziehung zwischen Ärzten und Patienten herzustellen, ist medizinischen Fakultäten nicht entgangen. Leiter von medizinischen Hochschulen haben Kurse entwickelt, die jungen Ärzten helfen sollen, mit schwierigen Situationen in der Praxis besser zurechtzukommen. Die meisten dieser Kurse sind für Studenten im ersten und zweiten Jahr gedacht, die noch nicht viel Kontakt mit Patienten gehabt haben und deswegen wenig echte Verantwortung tragen. Das Ziel der Kurse ist die Entwicklung von Empathie, einem Verständnis dafür, wie sich der Patient fühlt. In den Kursen werden auch Techniken für den besseren Umgang mit wütenden, depressiven oder trauernden Patienten gelehrt.

Manche Medizinstudenten fühlen sich vielleicht inspiriert, diese Prinzipien ihren Patienten gegenüber anzuwenden, wenn sie einmal auf die Stationen kommen. Die Atmosphäre des andauernden Drucks, ihre Arbeit erledigt zu bekommen, überlagert jedoch ihre Impulse zu Mitgefühl sehr schnell. Diese das Mitgefühl erstickende Umgebung ist auch „heimlicher Lehrplan" genannt worden, denn sie vermittelt die unausgesprochene Botschaft, die Studenten während ihrer medizinischen Ausbildung tatsächlich erhalten: „Bring es schnell hinter dich".

Studenten, die es sich in dieser nicht gerade unterstützenden Atmosphäre erlauben, ihren Patienten gegenüber teilnahmsvoller zu sein, stellen schließlich fest, dass sie eine emotionale Schranke aufbauen müssen, um sich selbst zu schützen. Ohne Coaching oder Anleitung eines Mentors, der ihnen zeigt, wie man sich in Mitgefühl übt und mit dem Leiden der Patienten zurechtkommt, stellen sie fest, dass sie nicht das emotionale Rüstzeug besitzen, um mit dem bloßen Ausmaß an Leiden, dem sie begegnen, klarzukommen. Wenn der Student gesteht, diesen Punkt erreicht zu haben, bestätigen ihm seine Lehrer und Kollegen, dies sei auch der Grund, weshalb sie selbst sich emotional von den Patienten entfernten – denn diese könnten einem wirklich „immer noch mehr weh tun". Es fehlt ein Weg, Ärzten zu helfen, größeres Mitgefühl mit weniger Anstrengung aufzubringen und sich emotionalen Traumata zu stellen, ohne dass dies negative Auswirkungen auf ihre eigene geistige Gesundheit hätte.

Am mitfühlendsten sind wir, wenn wir vollkommen entspannt sind. Wenn unser Fokus nicht auf unseren eigenen Gefühlen, unserer Wut oder unserer Reizbarkeit liegt, sind wir von Natur aus offener für die Bedürfnisse anderer. Es ist für die meisten von uns jedoch nicht natürlich, voller Anteilnahme zu sein und uns gleichzeitig entspannter zu fühlen. Um dieses wünschenswerte Ziel zu erreichen, ist einige Übung notwendig. Die Vorstellung, wir könnten unsere Fähigkeit zu Mitgefühl durch Training vergrößern, ist noch keine anerkannte Idee in der medizinischen – oder jedweder westlichen Ausbildung. Das wichtigste Ziel dieses Buches ist es, dies aufzuzeigen: Es gibt eine höchst erfolgreiche, 2500 Jahre alte Tradition der Schulung in Mitgefühl, die auch in einem westlichen medizinischen Rahmen angewandt werden kann.

Wir neigen zu der Vorstellung, man sei entweder mitfühlend oder nicht. Wir sind uns nicht klar darüber, wo Mitgefühl entsteht. Wir benutzen es deshalb sparsam und sparen es für besondere Situationen auf. Wir haben das Gefühl, dass Mitgefühl einer Batterie gleicht – wenn sie einmal eingeschaltet ist, entleert sie sich ständig, bis sie schließlich wieder aufgeladen werden muss. Wir sagen sogar, dass wir Urlaub brauchen, um „unsere Batterie wieder aufzuladen". Aber wie bei einer wieder aufladbaren Batterie nimmt die Fähigkeit sich wieder voll aufzuladen mit der Zeit ab. Schließlich kann die mangelnde Fähigkeit, sich weiterhin um andere zu kümmern und Sinn in der eigenen Arbeit zu finden, die medizinische Laufbahn sogar zu einem Ende bringen. Dieses Phänomen wird Burn-out – ausgebrannt sein – genannt.

Ich näherte mich solch einem Burnout, als ich 1983 beschloss, nach Kathmandu zu ziehen. Ich hatte 18 Monate lang in einer kleinen Holzfällerstadt in Nordkalifornien als Hausarzt gearbeitet, aber nicht in das dortige Kleinstadtleben gepasst. Die nächsten vier Jahre arbeitete ich als Arzt in einer Notaufnahme in meiner Heimatstadt Portland in Oregon. Die Notfallmedizin sprach mich aufgrund der klaren Trennung von Arbeit und Freizeit an, da diese mir erlaubte, wochenlang klettern zu gehen. Die adrenalingeladenen Augenblicke der Spannung und der Teamarbeit bei der Versorgung schwer kranker Patienten in der Notaufnahme riefen zum Teil die gleichen Gefühle hervor, die ich beim Klettern hatte. Die zwölfstündigen Nachtschichten führten jedoch schließlich an meinen freien Tagen zum Gefühl eines andauernden Jetlags. Zudem war die Notaufnahme nachts ein Brennpunkt des fortgesetzten Kampfes mit den ungelösten sozialen Problemen unserer Gesellschaft. Die automatischen Türen öffnen sich für die Geschlagenen, die Obdachlosen, die psychisch Kranken und Gewalttätigen oder diejenigen, die all dies gleichzeitig verkörpern. Obwohl mir diese Menschen etwas bedeuteten, konnte ich im Rahmen der Notaufnahme nicht ihre tiefer liegenden Probleme lösen. Der überwältigenden sozialen Vernachlässigung wurde quasi ein Schnellverband verpasst. Nach sechs Jahren fühlte sich die medizinische Tätigkeit immer noch nicht befriedigend an.

In diesen sechs Jahren reiste ich dreimal nach Nepal, wo ich jeweils drei Monate lang am Fuße des Mount Everest auf einer kleinen Rettungsstation arbeitete und mich um Bergsteiger, Trekker und Einheimische kümmerte. Ich traf die Leute, die die Bücher geschrieben hatten, welche mich dazu inspirierten, Abenteuer im Himalaya zu suchen – Sir Edmund Hillary, Reinhold Messner und Galen Rowell. Ich war in einer Steinhütte auf 4260 m Höhe in einem abgelegenen Tal des Himalaya auf mich allein gestellt mit schweren medizinischen Problemen konfrontiert. Zum ersten Mal empfand ich einen direkten Zusammenhang zwischen meinen Bemühungen um die Patienten und wie sehr sie mich schätzten.

Während meines dritten Aufenthaltes in den Bergen fand ich mich gerade mit der Tatsache ab, dass ich von der Notfallmedizin zu Hause enttäuscht war. Ich wusste nicht, was ich als Nächstes tun sollte – konnte ich doch nicht das ganze Jahr ehrenamtlich in einem Sommerdorf von Yak-Hirten verbringen (selbst die Sherpas lebten nicht das ganze Jahr dort) und ich wollte auch nicht in die Notaufnahme zurückkehren. Zu diesem Zeitpunkt hörte ich von der CIWEC-Klinik in Kathmandu (CIWEC bedeutet Canadian International Water and Energy Consultants – diese Hilfsorganisation hatte die Mittel für den Aufbau der Klinik aufgebracht) – einer von Westlern geführten Klinik, die 1982 für die Versorgung von Ausländern in Nepal eingerichtet worden war. Mein zeitlich begrenzter Aufenthalt in den Bergen endete mit dem Herannahen des Winters. Ich marschierte drei Tage lang zur Landebahn von Lukla und flog nach Kathmandu. Dort traf ich den medizinischen Leiter der CIWEC- Klinik, bekam eine Stelle angeboten und begann im August 1983 meine Arbeit. Ich plante dort ein oder zwei Jahre zu arbeiten, aber schließlich blieb ich fünfzehn.

Die CIWEC- Klinik war die am meisten aufgesuchte Touristen-Praxis auf der Welt – die erste Praxis, die die gesamte Versorgung von Ausländern in einem Entwicklungsland in einer einzigen Institution in die Hand nahm. Es ist immer noch die betriebsamste der Welt. Reisende, die in dieser Klinik erschienen, waren oft schwer krank und unglaublich erleichtert, wenn sie auf westliche Gesichter und einen hohen Standard an medizinischer Versorgung trafen.

In meinem zweiten Jahr in Nepal begann ich, mich samstags ehrenamtlich um kranke Mönche eines tibetischen Klosters zu kümmern. Das Oberhaupt des Klosters war Chökyi Nyima Rinpoche. Er war im Jahre 1950 geboren – dem Jahr, in dem die Chinesen mit der Invasion Osttibets begonnen hatten. Mit 18 Monaten wurde er als Wiedergeburt des Oberhauptes eines Klosters nordöstlich von Lhasa anerkannt. Als sich der chinesische Einfluss und ihre Grausamkeiten in Richtung Westen nach Lhasa hin ausweiteten, erreichte deren Intoleranz den Klostergemeinschaften gegenüber mörderische Ausmaße. Tibeter begannen nach Nepal und Indien auszuwandern und Chökyi Nyimas Familie verließ Tibet 1958. Im darauf folgenden Jahr fand eine Massenemigration von Hunderttausenden von Tibetern statt, unmittelbar nachdem der Dalai Lama hatte fliehen müssen, um nicht von den Chinesen in Lhasa gefangen genommen zu werden.

Chökyi Nyima Rinpoche (Rinpoche ist ein Ehrentitel, der „Kostbarer" bedeutet) erhielt am sikkimesischen Kloster Rumtek in Indien eine klösterliche Ausbildung unter der direkten Anleitung des Oberhauptes der Linie, des 16. Karmapa.[1] Sie dauerte elf Jahre lang.

Nachdem er im letzten Jahr Karmapas persönlicher Assistent war, beauftragte ihn dieser, im Kathmandu-Tal ein Kloster zu erbauen und sich auch um die wachsende Anzahl von Menschen aus dem Westen zu kümmern, die sich für den tibetischen Buddhismus zu interessieren begannen.

Chökyi Nyima Rinpoche war Anfang dreißig, ein Jahr jünger als ich, als ich ihm 1984 zum ersten Mal in Nepal begegnete. Er wohnte im obersten Stockwerk seines Klosters, einem mächtigen, weißen Gebäude mit Blick auf den Stupa von Boudhanath, einem der bedeutendsten buddhistischen Pilgerorte der Welt. In dem Kloster lebten damals ca. achtzig Mönche; jetzt sind es mehr als 250. Sein privates Schlafzimmer öffnete sich hin zu einem großen Empfangsraum. Jeden Samstag, wenn ich hinfuhr, um die Sprechstunde für die Mönche abzuhalten, stieg ich vier Treppen hinauf, um ihn zu treffen. Dann pflegten wir auf handgeschnitzten hölzernen Sofas an einem Ende seines Empfangsraumes zu sitzen, Tee zu trinken und uns über aktuelle Ereignisse zu unterhalten. Oft lud er mich ein, zum Mittagessen noch einmal zu ihm zu kommen, nachdem ich mich um die Mönche gekümmert hatte.

In Chökyi Nyima Rinpoche begegnete ich einer Reife, einer Weisheit und einem Mitgefühl, wie ich sie nie zuvor wahrgenommen hatte. Obwohl wir gleich alt waren, fing ich an, ihn als Vaterfigur zu sehen, als jemanden, der immer bereit und fähig war, liebevollen und nützlichen Rat zu erteilen. Seine Ratschläge beruhten auf der buddhistischen Philosophie und ich begann zu erkennen, wie mir die buddhistische Sichtweise helfen konnte, meine Aufgaben in schwierigen und schmerzlichen Situationen leichter zu erfüllen. Indem ich direkt von jemandem, der die Tradition sowohl philosophisch als auch in praktischer Hinsicht gemeistert hatte, über den tibetischen Buddhismus erfuhr, erschien er mir erstaunlich wissenschaftlich und klar.

Die vielen tibetischen Lamas, denen ich in Nepal begegnete, verkörperten eine großzügige und mutige Art des Mitgefühls. Sie waren fähig, jedem Güte und Weisheit entgegenzubringen. Sie begegneten schwierigen Situationen mit Gleichmut. Selbst wenn ihr eigenes Leben von einer tödlichen Krankheit bedroht war, schwankten sie nie in ihrer ruhigen Akzeptanz und in ihrem Mitgefühl anderen gegenüber. Sie blieben sogar am Ende ihres Lebens freundlich, ausgeglichen und vollkommen furchtlos.

Ich wurde einmal gebeten, einen tibetischen Lama im Endstadium von Leberkrebs zu besuchen, der ca. zwanzig Minuten Autofahrt von meiner Praxis entfernt wohnte. Es war Abend und der Verkehr verdichtete sich dann in den normalerweise schon verstopften Straßen zu einem fast unbeweglichen Stau von Menschen, Tieren und Rauch ausstoßenden Lastwagen, Autos und Motorrädern. An der Tür wurde ich von besorgten Mönchen begrüßt, die mich in das Schlafzimmer des Lamas geleiteten. Seine Augen waren durch Gelbsucht tiefgelb und er hatte einen enorm geblähten Bauch, der sich nach oben zu seinen Lungen hin aufwölbte und ihm das Atmen schwer machte. Er dankte mir für mein Kommen und meinte, dass es sicher schwierig gewesen sein müsse, zu jener Tageszeit durch den Verkehr zu kommen. Obwohl er starke Schmerzen hatte und kaum atmen konnte, war er aufrichtig besorgt darüber, dass ich Verkehrsprobleme hatte in Kauf nehmen müssen, um ihn zu besuchen. Er starb am nächsten Morgen.

Zusätzlich zur ärztlichen Versorgung von Angehörigen der Klostergemeinschaft kümmerte ich mich bald auch um neu ankommende tibetische Flüchtlinge. Das waren hauptsächlich junge Menschen, die die Bergketten des Himalaya über 6000 m hohe Pässe überquert hatten, um der Not unter der chinesischen Herrschaft in Tibet zu entkommen. Wenn sie Pech hatten und in einen Sturm gerieten, konnten sie sich eine Rückkehr dennoch nicht erlauben, denn wenn sie bei der Rückkehr von einem Fluchtversuch erwischt worden wären, würden sie verhaftet und häufig gefoltert. Eine Folge des tagelangen Ankämpfens gegen schreckliche Schneestürme in nur unzureichender Kleidung waren schwere Erfrierungen. Während ich diese Menschen behandelte – vielen mussten Finger und Zehen amputiert werden und sie brauchten ein bis zwei Monate, um sich zu regenerieren – hörte ich mir herzzerreißende Geschichten über Gefängnisaufenthalte und Folter unter den chinesischen Machthabern in Tibet an. Egal wie schlimm die Geschichte gewesen war, fast jeder Flüchtling sprach ruhig, losgelöst davon und mit offensichtlich nur wenig Bitterkeit darüber.

Eine Geschichte, die mich immer noch verfolgt, wurde von einem jungen Mann von Mitte Zwanzig erzählt, der gefangen genommen worden war, weil er Plakate gegen die chinesische Herrschaft in Tibet aufgehängt hatte. Im eisigen Winter wurde er jede Nacht nackt ausgezogen und aufs Gefängnisdach gebracht. Dann wurde er in eiskaltes Wasser getaucht und die ganze lange bitterkalte Nacht auf über 3700 m Höhe an einen Pfosten im Freien angebunden. Er fror jede Nacht fast zu Tode, aber am Morgen brachte man ihn in seine Zelle zurück und erlaubte ihm, sich aufzuwärmen. In der nächsten Nacht stand ihm dann wieder die gleiche Behandlung bevor.

Ich lernte auch einen älteren tibetischen Arzt kennen, der fast zwanzig Jahre lang in einem chinesischen Gefängnis große Härten durchlitten und gehungert hatte. Er sagte zu mir: „Das Leiden, das ich im Gefängnis durchmachte, rührte von meinem eigenen Karma her und jetzt ist dies zu Ende gekommen. Wenn ich einen chinesischen Soldaten getötet hätte, so hätte das nicht das Leiden ungeschehen gemacht, das ich schon durchgemacht hatte, und es hätte für mich nur die Ursache für weiteres Leiden in der Zukunft geschaffen. Welchen Sinn hätte das also gehabt?"

All diese Kontakte mit Tibetern riefen in mir die Sehnsucht wach, Tibet zu besuchen und selbst das Land zu sehen, das

Menschen mit solch bemerkenswerter Stärke und Spiritualität hervorbrachte. 1987 überquerte ich schließlich den Himalaya auf der Landstraße, die auf die tibetische Hochebene hinaufführt.

Die Ruinen von Tausenden von Klöstern glichen in dieser ansonsten fast unberührten Landschaft kaum verheilten Wunden. Die Chinesen hatten versucht, Tibet seine buddhistische Grundlage zu nehmen, und waren – zumindest im Hinblick auf die Gebäude – zu über 90 Prozent erfolgreich gewesen. Zudem waren buchstäblich alle großen buddhistischen Meister Tibets geflohen oder inhaftiert beziehungsweise getötet worden.

Die Tibetreise ließ mich die Kontakte, die ich mit den tibetischen Lamas in Nepal hatte, noch mehr wertschätzen. Die Freundlichkeit und Großzügigkeit, die ich von Seiten meiner engsten Lehrer erlebte, rief in mir eine zunehmende Dankbarkeit und Wertschätzung für das wach, was sie lehrten. Die Bemühung, diese außergewöhnlichen Vorbilder an Weisheit und Mitgefühl nachzuahmen, bewirkte, dass ich mich eifriger meiner Meditationspraxis widmete. Im Laufe der Zeit wurde mir bewusst, dass sich meine Begegnungen mit den Patienten positiv veränderten. Ich konnte eine Atmosphäre schaffen, die es den Patienten leichter machte zu sagen, was ihnen am Herzen lag. Ich fand müheloser ermutigende und angemessene Worte. Ich stellte fest, wie ich mehr Geduld mit reizbaren und wütenden Menschen hatte. Es fiel mir leichter, schwer kranke und sterbende Patienten zu trösten. Mit anderen Worten: Ich hatte endlich einen Weg gefunden, wie ich mich darin üben konnte, dieser Arzt zu sein, der ich immer hatte sein wollen.

Ich erlebte dies nicht als eine plötzliche Offenbarung über Nacht, sondern als einen allmählichen Wandel. Es bestätigte mir, dass es möglich war, sich darin zu üben, ein freundlicherer und mitfühlenderer Arzt zu sein. Diese Erkenntnis rief in mir den Wunsch wach, eine Konferenz über Medizin und Mitgefühl für ein westliches Publikum zu organisieren. Ich erwähnte die Idee Chökyi Nyima Rinpoche gegenüber. Dieser erklärte sich bereit, solch einen Kurs für Ärzte und Krankenschwestern abzuhalten, wenn ich ihn eines Tages organisieren würde. Ich hegte die Idee viele Jahre lang, bis ich schließlich 1998 nach Jackson Hole in Wyoming in den Vereinigten Staaten zurückzog.

Ich beschloss, den Kurs über Medizin und Mitgefühl wie eine traditionelle medizinische Konferenz zu organisieren. Die Teilnehmer sollten Punkte für ihre medizinische Weiterbildung und einen Lehrplan erhalten und auf Stühlen an Tischen sitzen – wie in einem Unterrichtsraum – anstatt auf Kissen am Boden, wie es bei vielen buddhistischen Belehrungen Tradition ist. Ich erstellte Broschüren und verschickte nach dem Zufallsprinzip 50 000 davon an Ärzte und Krankenschwestern. Ich vermied es, bei Ärzten und Krankenschwestern, die schon tief in den Buddhismus involviert waren, für die Konferenz zu werben. Um zu sehen, ob der tibetische Buddhismus auch ganz gewöhnlichen Ärzten und Krankenschwestern etwas zu bieten hatte, musste ich das Konzept mit einem ungeschulten Publikum ausprobieren.

Der erste Kurs in „Medizin und Mitgefühl" fand im September 2000 statt und zog 65 Ärzte und Krankenschwestern an. Zum zweiten Kurs im Juni 2002 mit dem Titel „Medizin und Weisheit" kamen 90 Personen. Die in diesem Buch vorgestellten Belehrungen beruhen auf den Abschriften beider Konferenzen. Chökyi Nyima Rinpoche kristallisiert in seinen Belehrungen die Weisheit des tibetischen Buddhismus heraus und fasst sie in eine einfache Sprache, die auf die Bedürfnisse der ärztlichen und pflegenden Berufe zugeschnitten ist. Dieses Buch ist aber nicht nur für den medizinischen Bereich bedeutsam. Es kann auch als bemerkenswert leicht verständliche Einführung in die tiefgründigsten Konzepte des tibetischen Buddhismus gelesen werden.

Menschen aus medizinischen Berufen haben oft das Gefühl, das größte Hindernis bei dem Versuch, mehr Mitgefühl in ihre Arbeit einzubringen, sei der Zeitmangel. Chökyi Nyima Rinpoche stellt klar heraus, dass man eine mitfühlende Haltung – die echte Motivation, Leiden zu lindern – entwickeln kann, die sich unabhängig von zeitlichen Zwängen im eigenen Verhalten manifestiert. Wenn man sich in Mitgefühl übt, wird man auf natürliche Weise entspannter, was zu klarerem Denken führt und zu mehr Energie, welche man wiederum für die Lösung der Probleme eines Patienten verwenden kann.

Wenn man eine mitfühlende Haltung in den Untersuchungsraum bringen kann, kann der Patient das fühlen und besser erklären, was ihm Sorgen macht. Wenn sich der Patient wirklich öffnen kann, kann der Arzt den Bedürfnisse des Patienten besser entsprechen. Dies führt schließlich auch beim Arzt zu einem großen Gefühl der Genugtuung. Wenn Menschen, die Systeme zur Gesundheitsversorgung entwickeln, sich auf das Mitgefühl konzentrieren würden, können sie – anstatt sich mit Plänen zur Kostensenkung und Kürzung der Leistungen aufzuhalten – den Patienten vielleicht eher das bieten, was sie wirklich zur Beseitigung ihres Leidens benötigen. Die Ausrichtung auf das Mitgefühl ist vielleicht sogar eine Möglichkeit, an den Kampf heranzugehen, mit dem wir hier in Amerika konfrontiert sind: den Kampf um eine überall erhältliche und zufrieden stellende medizinische Versorgung.

Die Wochen vor dem ersten Kurs im September 2000 waren von einer schrecklichen Dürre im amerikanischen Westen geprägt. In vielen Staaten gerieten zahlreiche Brände außer Kontrolle und von Jacksen Hole aus waren Feuer in allen Richtungen zu sehen, einschließlich eines Waldbrandes im Grand Teton National Park. Die Feuerwehrleute waren überfordert und erschöpft. Experten meinten, dass die Brände erst durch die im Winter einsetzenden Schneefälle gebändigt werden würden.

An dem Tag, an dem Chökyi Nyima Rinpoche nach Jackson Hole einflog, um den Kurs in „Medizin und Mitgefühl" zu halten, regnete es den ganzen Tag lang – es war der erste Regen in fast zwei Monaten. Es regnete im ganzen Westen zwei Tage lang weiter, was die Feuer löschte und den Feuerwehrleuten die schwere Arbeit erleichterte. Während des Kurses sagte Chökyi Nyima Rinpoche über die Regenfälle: „In der letzten Zeit hat in den Vereinigten Staaten viel Wald gebrannt und jetzt fällt der Regen des Mitgefühls, was wunderbar ist. Jetzt sind es nicht nur Worte, jetzt werden die Wälder, die aufgrund des Feuers der Wut brennen, wirklich vom Regen des Mitgefühls gelöscht."

Würde jeder den sanften Regen des Mitgefühls kultivieren, dann könnten die Feuer der Wut auf der ganzen Welt gelöscht werden – nicht nur in Worten, sondern in Wirklichkeit. Es gibt wohl kaum einen besseren Platz, um damit zu beginnen, als in der Heilkunst – der medizinischen Praxis.

Prolog

CHÖKYI NYIMA RINPOCHE

Ziel dieses Buches ist es zu untersuchen, wie man Mitgefühl mit der Heilkunst verbinden kann. Wie können wir diese beiden am besten zusammenbringen und was wäre der Wert hiervon? Mitgefühl ist eine Haltung, eine Art und Weise, an die Bedürfnisse anderer heranzugehen. Die Menschen entwickeln viele verschiedene Haltungen in ihrem Leben, aber die Haltung, die wir Mitgefühl nennen, ist die edelste und die für andere hilfreichste. Die Tatsache, dass Mitgefühl wichtig ist, ist allgemein akzeptiert. Die Bejahung des Wertes von Mitgefühl hat wenig damit zu tun, ob man sich selbst als einen spirituellen Menschen betrachtet oder sich entscheidet einer bestimmten Religion zu folgen – oder auch nicht.

In der buddhistischen Philosophie wird der Entwicklung von Mitgefühl besondere Aufmerksamkeit geschenkt. Die buddhistische Lehre spricht von der „kostbaren erleuchteten Einstellung des Wohlwollens". Diese kostbare erleuchtete Einstellung findet ihren Ausdruck in dem freundlichen, mitfühlenden und rücksichtsvollen Wunsch, anderen zu helfen. Macht der Versuch, Güte und Mitgefühl zu entwickeln, überhaupt Sinn, wenn die Welt voller Konkurrenz zu sein scheint? Es mag am klügsten wirken, sich nur um die eigenen Interessen oder die seiner Nächsten zu kümmern. Wenn man jedoch über die gegenwärtige Situation auf der Welt mit all ihren Konflikten nachdenkt, macht diese es sogar noch dringlicher, sich mit Mitgefühl zu befassen und darin zu üben. Denn der wichtigste Faktor, der Frieden und Wohlergehen fördert, ist das Mitgefühl.

Mein Schüler Dr. David Shlim hat viele Jahre lang meditiert und studiert. Dann kam ihm der Gedanke, dass es nutzbringend sein könnte, mit anderen das zu teilen, was er gelernt hatte. Er dachte sich: „Ich bin Arzt und viele Ärzte haben die gleichen

Gefühle wie ich. Wir möchten anderen gerne dienen und würden gerne liebende Güte entwickeln. Die Belehrungen über liebende Güte und Weisheit in der buddhistischen Philosophie sind sehr klar und vollkommen." So dachte er lange Zeit, und sagte mir immer wieder: „Ich möchte gerne, dass Sie speziell für Menschen, die in medizinischen Berufen arbeiten, Belehrungen über Medizin und Mitgefühl geben. Könnten Sie das eines Tages tun?"

Ich weiß, dass dieses Thema für Ärzte sehr wichtig ist. Deshalb habe ich mir die Zeit genommen, es zu tun. Wie viel Ihnen das helfen wird oder nicht, kann ich nicht sagen. Ich freue mich sehr darüber, dass Sie sich die Mühe gemacht haben, sich dieses Buch zu besorgen. Was hat sie dazu bewogen, dieses Buch zu lesen? Sie empfinden von Natur aus Hilfsbereitschaft gegenüber den Menschen, die Sie behandeln, und Sie möchten diese Freundlichkeit bei sich selbst und anderen weiterentwickeln. Das ist ein sehr, sehr guter Grund, ein Buch über Medizin und Mitgefühl lesen zu wollen.

Ich wünsche Ihnen Glück und Gesundheit und dass Ihre Weisheit und Ihre liebevolle Güte wachsen mögen wie der zunehmende Mond. Das ist mein Wunsch und mein Gebet.

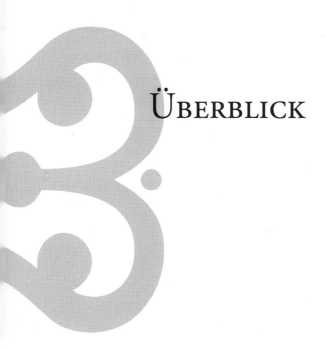

ÜBERBLICK

I

Die menschliche Natur

Im Laufe der letzten 200 Jahre scheint sich die Welt aufgrund wissenschaftlicher Entwicklungen total verändert zu haben. Es ist jetzt möglich, in sehr kurzer Zeit große Strecken zu reisen. Auch die Praxis der Medizin hat von den wissenschaftlichen Neuerungen profitiert. Die Chirurgie hat sich aufsehenerregend verbessert und Krankheiten, die man in der Vergangenheit nicht behandeln konnte, können jetzt geheilt werden. Wenn Menschen aus früheren Jahrhunderten plötzlich in unserer Zeit auftauchten, würden sie unsere modernen Erfindungen für eine Form von Magie halten.

Obwohl ein großer Teil dieser Entwicklungen positiv und hilfreich war, sind doch einige Entwicklungen auch erschreckend und zerstörerisch gewesen. Es haben gewaltige Völkermorde stattgefunden und es besteht die ständige Bedrohung durch nukleare und terroristische Angriffe mit bio-chemischen Waffen. Gut und Böse scheinen nebeneinander zu blühen. Wir müssen untersuchen warum.

Die hilfreichen, positiven Entwicklungen, die wir erleben, entstammen alle der menschlichen Intelligenz. Keine von ihnen fällt einfach vom Himmel. Die technischen Fortschritte wurden nicht von Göttern bewirkt und ihre zerstörerischen Anwendungen nicht vom Teufel. Manche Leute sagen, dass die Götter das Gute erschaffen, wohingegen all die Schaden bringenden und negativen Aktivitäten auf der Welt das Werk des Teufels sind. Meiner Ansicht nach ist dem nicht so.

Die hilfreichen, positiven Entwicklungen in der menschlichen Zivilisation sind ein Produkt der schöpferischen menschlichen Intelligenz. Wenn wir den Charakter irgendeines Menschen näher untersuchen, können wir immer etwas Gutes und Positives finden. Wenn wir noch genauer hinsehen, werden wir entdecken, dass diese mitfühlenden Eigenschaften angeboren sind – sie sind im Geist jedes Menschen von Natur aus vorhanden. Bei manchen Menschen sind solche Gefühle vielleicht nur als winzige Samen angelegt, aber dennoch sind sie vorhanden.

Gleichzeitig besitzt fast jeder Mensch auch eine aggressive und potentiell unangenehme Seite. Wenn wir fragen, was das Wesen eines Menschen sei, würde die Antwort lauten, dass jeder Mensch eine Mischung aus positiven und negativen Eigenschaften ist. Manchmal empfinden wir spontanes Mitgefühl anderen gegenüber, andere Male fühlen wir uns selbstsüchtig und wütend.

Jedes Wesen, das fähig ist zu erleben, wird im Tibetischen _fühlendes Wesen_ genannt. Die grundlegende Qualität der Fähigkeit zu erleben ist bei jedem von uns die gleiche. Wenn wir eine Analogie benützen, könnten wir sagen, dass unsere Grundlegende Natur dem Wasser gleicht. Wasser besitzt die ihm innewohnende Eigenschaft, nass zu sein. Ist es möglich, Wasser zu finden, das nicht nass ist, das keine Flüssigkeit ist? Wenn man trockenes Wasser finden würde, würde man es nicht mehr Wasser nennen. Weiter erscheint reines Wasser strahlend klar. Wir finden jedoch manchmal Wasser, das braun und schlammig ist. Wenn Wasser mit Schmutz vermischt ist, erscheint es schmutzig, dennoch ist darin sauberes Wasser vorhanden. Wenn wir den Schmutz herausfiltern, haben wir vollkommen sauberes Wasser. Genauso sieht es in uns aus. Unsere grundlegende Natur ist ganz klar und rein, sie kann aber auch schmutzig erscheinen. Wasser ist ein geeignetes Beispiel, weil wir alle sehr vertraut sind mit den Eigenschaften von Wasser.

Wir können das Beispiel mit seiner Bedeutung verknüpfen. So wie Wasser die Eigenschaft besitzt, eine von Natur aus klare Flüssigkeit zu sein, hat unsere grundlegende Natur – die in der buddhistischen Philosophie *Geist* genannt wird – die Eigenschaft, mitfühlend zu sein. Wir akzeptieren vielleicht allgemein, dass dies für jeden Menschen gilt, erkennen aber möglicherweise nicht an, dass dies auch für jedes andere fühlende Wesen gilt. Doch selbst für das reizbarste, bösartigste Tier, das uns einfällt, wie zum Beispiel einen Tiger oder einen Leopard, gibt es immer ein anderes Wesen, das ihm etwas bedeutet, über dessen Wiedersehen es sich freut, das es liebt und beschützt. Vielleicht haben Sie Filme von Tiger- und Leopardenmüttern gesehen, die sich zärtlich um ihre Jungen kümmern und ihnen beibringen, sich auf freier Wildbahn zu versorgen. Wenn wir genau hinsehen, stellen wir vielleicht fest, dass alle fühlenden Wesen auf einem gewissen Niveau zu Mitgefühl fähig sind.

Die Fähigkeit zu Mitgefühl ist mit der Fähigkeit der Intelligenz verbunden. Diese beiden Aspekte unserer grundlegenden Natur besitzen unglaubliche Kraft und ein enormes Potential. Die menschliche Intelligenz kann zu bemerkenswert wohltuenden Dingen führen. Sie kann Heilungsmöglichkeiten für Krankheiten finden oder Impfstoffe, die die Ansteckung von Millionen von Menschen verhindern können. Ärzte besitzen jetzt die Fähigkeit, mit Sonden und Monitoren in den menschlichen Körper hineinzuschauen und Probleme ohne schmerzhafte, invasive Chirurgie zu heilen.

Es gibt auch noch andere nützliche Erfindungen, wie zum Beispiel eine Maschine, die 400 Menschen gleichzeitig durch die Luft befördern kann. Zu jeder Zeit können die einen essen, die anderen sich unterhalten, manche schlafen und wieder andere auf der Toilette sitzen. Sie reisen alle zusammen innerhalb eines Tages von einem Gebiet, das wir den Osten nennen, zu einem namens „Westen". Es ist schon unglaublich. Was hat dies ermöglicht? Diese Erfindungen wurden nicht von einem Computer gemacht. Sie wurden nicht von einem Gott vom Himmel heruntergereicht. Menschliche Intelligenz – die gut eingesetzt wird – ist in der Lage, solche nutzbringenden Erfindungen hervorzubringen.

Die menschliche Intelligenz ist der Schöpfer dieser technologischen Wunder. Diese Tatsache wird weithin anerkannt und hat zu viel Interesse sowie zu vielen Einrichtungen geführt, die junge Menschen besuchen können, um ihre Intelligenz weiterzuentwickeln. Die westliche Kultur konzentriert sich besonders auf die Art von Intelligenz, die immer raffiniertere materielle Güter produzieren kann. Wie steht es aber mit dem anderen Aspekt des menschlichen Geistes, der Fähigkeit, mitfühlend zu sein, und den Eigenschaften, die damit verbunden sind? Es scheint weniger Interesse an diesen Eigenschaften zu bestehen und weniger Einrichtungen zu geben, in denen menschliches Mitgefühl gefördert wird.

Wenn wir ein besseres Gleichgewicht hätten zwischen der Entwicklung der Intelligenz auf der einen Seite und der Entwicklung einer liebevollen, mitfühlenden Einstellung auf der anderen, dann wäre diese Welt viel harmonischer, viel friedlicher. In der gegenwärtigen Zeit scheint es mir von entscheidender Bedeutung, dass wir mehr Anstrengungen unternehmen, Liebe und Mitgefühl systematisch zu entwickeln. Natürlich ist es immer wichtig, Liebe und Mitgefühl zu entwickeln, aber momentan ist es entscheidender als jemals zuvor. Wenn wir die Entwicklung von Liebe und Mitgefühl in dem Maße vorantreiben könnten, wie wir technologische Verbesserungen entwickelt haben, würde die ganze Weltgemeinschaft unermesslich davon profitieren.

Der Buddhismus definiert Mitgefühl als den aufrichtigen Wunsch, das Leiden anderer zu lindern. Dieser Wunsch bezieht sich nicht nur auf das momentane Erfahren von Unwohlsein, sondern auch auf die Ursache ihres Leidens, die tiefer liegenden Gründe dafür, dass es ihnen nicht gut geht. Diese Art von echtem Verlangen, anderen dazu zu verhelfen, sich besser zu fühlen und nicht zu leiden, darum geht es beim Mitgefühl.

Ebenso definieren Buddhisten liebende Güte als den Wunsch, dass andere Menschen glücklich sein als auch die Ursachen dazu besitzen mögen. Es ist der Wunsch nach dem Wohlergehen des anderen. Man möchte nicht nur, dass es anderen im Moment besser geht, sondern auch, dass sie sich an den Ursachen für anhaltendes Glück erfreuen mögen.

Liebende Güte und Mitgefühl sind Gefühle, die auf andere gerichtet sind. Es fällt uns leicht, zu jemandem, den wir schon kennen und mögen, wie zum Beispiel zu unseren engen Freunden, unseren Kindern oder unseren Eltern, liebevoll und mitfühlend zu sein. Schwieriger ist es, Liebe und Mitgefühl für Menschen zu empfinden, die wir nicht kennen, Menschen, zu denen wir noch keine Beziehung haben. Noch schwieriger ist es, spontane Liebe und spontanes Mitgefühl für Menschen zu empfinden, die uns auf irgendeine Weise Schaden zufügen, oder für Menschen, die uns offenkundig nicht mögen oder uns kritisieren.

Vielleicht sind Sie in Ihrem Leben jemandem begegnet, der in der Öffentlichkeit schlecht über Sie gesprochen hat oder der versucht hat, Sie hinter ihrem Rücken schlecht machen. Vielleicht ist dieser Mensch sogar unhöflich zu Ihnen gewesen oder hat grausame, verletzende Worte gebraucht. Es ist unglaublich schwierig, Mitgefühl mit einer Person zu empfinden, die uns so behandelt. Buddha zufolge sollten wir es anstreben, liebende Güte und Mitgefühl zu entwickeln, die keine Grenzen kennen und sich nicht auf Menschen beschränken, die wir schon kennen und mögen. Wir haben jedoch schon festgestellt, dass diese Art grenzenlosen Mitgefühls nicht von allein kommt. Wenn wir uns nicht darin üben, wenn wir es nicht zu unserem Herzensanliegen machen, so mitfühlend sein zu wollen, wird sie sich nicht entwickeln. Wir müssen uns in der Entwicklung von liebender Güte und von Mitgefühl üben, damit diese sich schließlich vorurteils- und grenzenlos ausdrücken können.

Es mag uns unmöglich erscheinen diese Geisteshaltung zu verwirklichen, und das wäre es auch, gäbe es da nicht ein Schlüsselelement in den buddhistischen Belehrungen, welches das Erreichen dieses Ziels möglich macht. Der Buddha lehrte, wir sollten versuchen, einen Geisteszustand zu erlangen, der als „von Mitgefühl erfüllte Leerheit" beschrieben wird. Obwohl „Leerheit" die gängige Übersetzung ist, können wir sie durch das Wort „Offenheit" ersetzen: die Entwicklung eines Gefühls von Offenheit, das von Mitgefühl erfüllt ist. Für manche Menschen klingt das vielleicht sonderbar, während es für andere möglicherweise relativ leicht zu verstehen ist. Diese Vorstellung werden wir später eingehender behandeln, jetzt sollten Sie sich bitte klarmachen, dass wir nicht von irgendeiner religiösen Eigenschaft sprechen. Diese Leerheit oder Offenheit ist letztendlich unsere grundlegende Natur.　　=> MEATO LESS

Für Menschen, die Mitgefühl üben wollen, sind Absicht und Motivation von zentraler Bedeutung. Je reiner, edler und weitreichender unsere Absichten sind, umso besser ist das Ergebnis. Wenn wir anfangs den Wunsch ausdrücken, anderen zu helfen, sind wir vielleicht noch nicht fähig uns vorzustellen, dass wir tatsächlich Menschen in großartigem Umfang helfen können. Indem wir aber einfach den Wunsch entwickeln, anderen helfen zu können – gleichgültig um wie viele zahllose andere es geht – kann er früher oder später in Erfüllung gehen. Wenn man einfach nur den Wunsch oder das Gebet formuliert: „Möge ich einer ungeheuren Anzahl anderer helfen – nicht nur Menschen, sondern allen Wesen", wird einem dies am Ende gelingen. Leider gilt dasselbe auch für schlechte Wünsche. Wenn man lange Zeit an einem bösen Wunsch festhält und ihn immer weiter zu einem enormen Wunsch anwachsen lässt, wie: „Möge ich anderen wirklich in riesigem Ausmaß schaden", dann wird man definitiv an einem bestimmten Punkt fähig sein, das zu tun.

Eine wohlwollende Geisteshaltung kann das Leiden anderer lindern und eine bösartige Einstellung kann immenses Leiden verursachen. Da Sie dieses Buch lesen, nehme ich an, dass Sie daran interessiert sind, Leiden lindern zu können. Um fähig zu sein, Leiden zu lindern und es nicht neu zu verursachen, sollten wir die Ursachen von Leid detaillierter untersuchen.

2

Die Ursachen des Leidens

Bestimmte Arten des Leidens sind für uns als Menschen unvermeidlich. Es beginnt bereits, wenn wir geboren werden. Eine Geburt ist weder für das Kind noch für die Mutter eine leichte Sache. Sie kann sowohl für die Mutter als auch für das Kind unglaublich schmerzhaft und gefährlich sein. Wenn wir Geburt und Kindheit überleben, werden wir erwachsen. Dann kommt ein weiteres Problem – das Altern. Der Alterungsprozess kann unangenehm sein. Zuerst nehmen wir nur langsam wahr, dass der Körper älter wird und einiges an Fähigkeiten und Vitalität zu verlieren beginnt. Aber wenn wir wirklich alt werden, kann es schrecklich sein. Dann werden wir uns all der Aktivitäten bewusst, die wir nicht mehr genießen können, und zusätzlich leiden wir vielleicht unter ständigem Unwohlsein oder unter Schmerzen.

Dann ist da noch das Kranksein. Eine kurze, leichte Krankheit können wir aushalten. Sie ist unangenehm, aber erträglich. Eine schwere Krankheit ist jedoch viel schwerer zu ertragen. Wenn sie aber geheilt werden kann, ist es nicht überaus schlimm. Es ist immer noch besser, als eine schwere unheilbare Krankheit zu haben. Aber was ist, wenn man unheilbar krank wird? Das kann unerträglich sein. Das bringt uns zum vierten Problem – dass wir irgendwann sterben müssen. Aber der Tod kommt nicht immer am Ende einer langen Krankheit oder am Ende eines langen Lebens. Der Tod kann ohne Ankündigung eintreten, zu jedem Zeitpunkt unseres Lebens. Der Todeszeitpunkt steht nicht fest, aber es ist sicher, dass wir eines Tages sterben müssen. Wann genau und wie wir sterben werden ist nicht gewiss. Diese vier Probleme – Geburt, Alter, Krankheit und Tod – sind allen Menschen gemeinsam.

Die Menschen erleben aber auch noch andere Arten von Leid. Gleichgültig, ob man reich oder arm ist, alt oder jung, irgendein unangenehmes Gefühl oder eine Art von Unzufriedenheit ist immer vorhanden. Das Unbehagen kommt von dem Gefühl, dass man nicht bekommen hat, was man wollte. Jeder Mensch sehnt sich nach irgendetwas. Es kann sich um einen großen Wunsch handeln oder um viele kleine. Wünsche treten oft einer nach dem anderen auf, so wie sich Kreise auf dem Wasser bilden. Das Komische ist, es taucht sofort ein neuer Wunsch auf, wenn es einem gelingt, das zu bekommen, was man wollte. Das ist das Problem. Es ist ein großes Problem.

Wenn man anfängt, sich nach etwas zu sehnen, bedeutet das, man hat es noch nicht bekommen. Während man hinter dieser Begierde herjagt, ist ein ständiges Gefühl von Unzufriedenheit vorhanden. Man wartet und hofft auf etwas, das erst noch kommen muss. Und wenn man schließlich bekommt, was man wollte, ist es in der Regel nicht so zufrieden stellend, wie man gehofft hatte. Können wir jemals sagen, dass wir für immer zufrieden sein werden, weil wir bekommen haben, was wir wollten? Das ist das Problem. Dieser fortlaufende Kreislauf von Begehren und Unzufriedenheit macht die Menschen unglücklich und ist selbst eine Ursache für Leiden.

Leiden kann auch von dem ständigen Gefühl oder der andauernden Sorge kommen, dass das, was wir haben, nicht gut genug sei. Wir sind unfähig, uns über das zu freuen, was wir haben, und denken stattdessen ständig an das, was wir nicht haben. Solange wir unseren Gedanken erlauben, uns in dieser Weise zu vereinnahmen, können wir uns nie entspannt fühlen. Wir sind nicht in der Lage zu sagen: „So ist es gut. Jetzt bin ich zufrieden."

Wenn wir uns nicht darin üben, uns etwas zu entspannen, werden wir niemals glücklich sein. Wir werden uns nie wohl fühlen, obwohl es von außen so aussehen mag, als ob wir ein glückliches Leben führten. Wir sehen vielleicht Menschen, die in einer luxuriösen Umgebung leben und exquisit zubereitete Gerichte essen, und nehmen an, sie seien glücklich. Wenn wir diese Menschen aber von innen wahrnehmen könnten, könnten wir sehen, wie unfähig sie sind das Leben wirklich zu schätzen, wie die Annehmlichkeiten und Vergnügungen nicht die tiefer liegende Unzufriedenheit beseitigen können. Was hilft es, sagenhaft reich zu sein und ganze Berge zu besitzen, wenn es einen nicht wirklich zufrieden macht? Man muss sich mit diesem Gefühl von Unzufriedenheit auseinander setzen; es ist einiges an Geistesschulung notwendig, damit wir wertschätzen können, was wir haben. Das Ziel ist Zufriedenheit und Freude am eigenen Leben.

Jeder strebt von Natur aus danach, gesund und glücklich zu sein. Das ist an sich noch kein Problem. Das Problem besteht darin, wenn wir dieses Ziel oft am falschen Ort erreichen wollen. Wie ich schon klargestellt habe, löst man das Problem nicht dadurch, mehr und mehr Dinge zu erwerben. Wie erreicht man sein Ziel dann? Das müssen wir untersuchen.

Als Erstes sollten wir fragen, wer da Freude und Zufriedenheit empfinden möchte. Wer oder was erlebt denn tatsächlich die Freude oder das Glück, die wir zu erlangen versuchen? Es ist unser Geist. Wenn unser Geist entspannt und empfänglich ist, dann ist alles, was wir sehen, hören, riechen oder berühren, in Ordnung. Es fühlt sich perfekt an.

Das Gegenteil ist der Fall, wenn unser Geist unausgeglichen ist – wütend, angsterfüllt, stolz oder neidisch. Wenn sich unsere Gefühle in Aufruhr befinden, nennen wir das an sich schon Leiden. Wenn wir intensive Emotionen erleben, finden wir nichts in Ordnung, gleichgültig wie schön es in Wirklichkeit sein mag. Die Dinge um uns herum sind nicht mehr angenehm, Geräusche reizen uns, selbst das teuerste Parfüm bezaubert uns überhaupt nicht. Die feinste italienische, französische oder chinesische Küche erscheint uns nicht Appetit anregend. Selbst wenn man isst, schmeckt das Essen fade und uninteressant. Kurz gesagt: Alles verändert sich, wenn unser Geist negativ ist.

Warum ist das so? Haben sich die äußeren Objekte – das, was wir sehen, hören, riechen, schmecken und fühlen – verändert? Normalerweise sieht es so aus. Wenn sie sich aber wirklich verändert hätten, dann würden wir nicht unseren Gefühlszustand kritisieren, sondern die Objekte selbst. Wir würden sagen, dass nicht wir daran schuld seien, wenn wir uns schrecklich fühlen. Die Objekte selbst haben sich aber auch nicht verändert. Wenn unser Geist emotional zu stark aufgewühlt wird, erleben wir alles als unangenehm. Der Zustand unseres Geistes macht da einen Unterschied. Auch das Gegenteil kann vorkommen: dass man die Umgebung als angenehm und erfreulich erlebt, weil der eigene Geist entspannt ist und alles schätzen kann. Wenn man die Fähigkeit des Wertschätzens nicht kultiviert, macht es keinen Unterschied, wie erlesen die Umgebung ist.

Wenn wir das Leiden einmal als etwas erkennen, das von unserem Geisteszustand herrührt, können wir zu verstehen beginnen, wie viele Arten des Leidens es auf vielen Ebenen gibt. Manche Krankheiten können geheilt werden und andere nicht. Wenn wir uns jedoch emotional unwohl fühlen, kann das immer geheilt werden, wenn wir die richtigen Methoden kennen und sie intelligent einsetzen. Aus buddhistischer Sicht können alle Arten von seelischem Schmerz und letzten Endes auch körperliches Leiden auf eine einzige Ursache zurückgeführt werden, die normalerweise mit *Unwissenheit* übersetzt wird. Es mag merkwürdig klingen: Unwissenheit ist die Grundursache von körperlichen Krankheiten und psychischen Problemen. Das ist in der Tat eine sehr weitreichende Behauptung.

Unwissenheit bedeutet im wörtlichen Sinne „nicht wissen". Was ist es, das man wissen sollte? Wir müssen unsere grundlegende Natur erkennen – den ursprünglichen, nicht bedingten Zustand, der sich im Kern jeden Bewusstseinsmomentes befindet. Was auch immer diese Natur ist, sie wurde nicht von einer Religion oder Philosophie hergeleitet. Sie hat nur mit dem zu tun, was ist. Den natürlichen Zustand zu kennen ist keine Geistesverfassung. Es ist keine Art wahrzunehmen. In der Tat ist unsere grundlegende Natur vollkommen frei von Konzepten.

=> HEAD (

Denn ohne Konzepte gibt es keine Forum – keine Basis – für emotionale Störungen.

Nehmen wir an, wir könnten unsere grundlegende Natur erfahren und erkennen. Dann hätten wir immer noch einen physischen Körper aus Knochen, Blut, Fleisch und ähnlichen Bestandteilen. Würde es bedeuten, dass wir nicht mehr krank werden würden, wenn wir unsere grundlegende Natur erkannt und erlebt hätten und frei geworden wären von jeglichen begrifflichen Vorstellungen? Nein, das würde es nicht. Die Voraussetzungen dafür, dass unser jetziger physischer Körper krank werden könnte, bestünden immer noch. Aber die emotionalen oder psychischen Schmerzen, die gewöhnlich mit dem Erkranken verbunden sind, hätten sich aufgelöst. Der Schmerz wäre nicht so intensiv und das Leiden würde uns nicht überwältigen.

Ein anderer Begriff, mit dem die Bewusstheit des natürlichen Zustandes beschrieben wird, ist *natürlicher Geist*. Wenn man fähig ist, den natürlichen Geist zu erkennen, nimmt man körperlichen Schmerz nicht auf die gleiche Weise wahr. Man hat immer noch Schmerzen, aber es ist keine so große Sache mehr. Die riesige Last der Angst ist nicht mehr vorhanden – und dennoch kümmern wir uns darum. Natürlich empfinden wir und wir nehmen wahr, aber es überwältigt uns nicht mehr so vollständig. Es ist nicht mehr so intensiv. So kann es für eine Person aussehen, die sich daran gewöhnt hat, ihren natürlichen Geist zu erkennen.

Untersuchen wir jetzt die gegenteilige Situation. Stellen Sie sich jemanden vor, der sich nicht lösen kann von der Vorstellung: „Ich bin krank, das ist entsetzlich und ich halte es nicht aus". Er produziert diesen Gedanken unentwegt neu. Er verweilt so sehr bei diesem Gedanken, dass er wirklich glaubt: „Ich bin krank, das ist entsetzlich und ich halte es nicht aus". Sicher ist die Person körperlich krank, aber das Gefühl von Hilflosigkeit und Panik ist ein geistiges Konstrukt, das zusätzlich zur Krankheit erschaffen wird.

Diese geistige Einstellung lässt die Krankheit unerträglich werden. Selbst ein Mensch ohne körperliche Krankheit kann sich in seine Angst und Sorge vollkommen unverhältnismäßig hineinsteigern. Das hat oft wenig mit dem zu tun, was in unserem Leben tatsächlich nicht in Ordnung ist oder was wirklich passieren könnte. Wir machen uns so viele Sorgen, dass die Angst selbst unerträglich wird, obwohl das so gefürchtete Ergebnis vielleicht niemals eintritt. Wenn eine weitere Sorge auftritt, die wir als noch ernsthafter wahrnehmen, vergessen wir das vorhergehende Problem. Das neue wiegt schwerer als das erste. Es ist diese Einstellung, die das Gefühl von Leiden erzeugt. Wir könnten eine Haltung einnehmen, in der uns Schmerzen nicht so viel ausmachen. Die Alternative wäre, sie zu einem riesigen Problem zu machen, selbst wenn sie eigentlich ziemlich unbedeutend sind. An diesem Punkt werden unsere Probleme so groß, dass sie fast unerträglich sind. So hat alles nur mit der Einstellung zu tun.

Das ist ein Punkt, an dem der Mediziner wirklich helfen kann. Er kann Mut machen, von einer wirklich negativen Einstellung zu einer positiveren, bejahenderen zu wechseln. Er kann den Patienten je nach Situation ermutigen mit Worten wie diesen: „Fassen Sie Mut. Wir tun, was wir können. Es wird gut werden. Wir können damit umgehen. Seien Sie nicht deprimiert, wir tun ja etwas." Denn wenn der Patient sich innerlich aufgibt, wird eine Behandlung viel schwieriger. Selbst mit dem richtigen Medikament und bei einem sehr geschickten Arzt wird die Behandlung nicht sehr wirksam sein, wenn die Person das Gefühl hat, alles sei hoffnungslos. Sich innerlich aufgeben kann sich stark auf den Körper auswirken. Es ist wichtig, dass der Patient Hoffnung hegt und denkt: „Ich möchte, dass es mir schnell besser geht. Ich will wirklich leben. Ich will gegen diese Krankheit ankämpfen. Ich möchte geheilt werden." Diese Art von starker Motivation besitzt viel Kraft und sie wird sich auf den Körper auswirken. Wenn ein Mensch geistige Kraft besitzt, macht dies den Körper stärker und die Medizin kann besser anschlagen.

In diesem Buch geht es nicht nur darum die Bedeutung von Mitgefühl zu betonen. Ich glaube, Sie merken das schon, denn ansonsten würden Sie nicht weiter lesen, was ich zu sagen habe. Wir müssen herausfinden, wie wir tatsächlich mitfühlender *sein* können. Wir wissen ja, wie wichtig Mitgefühl ist, aber wie können wir es wirklich zur Verfügung haben? Der erste Schritt besteht darin, etwas über das Leiden zu lernen, sich klar zu machen, wie es sich anfühlt, krank zu sein. Menschen leiden ja; es ist kein schmerzloser Prozess, zu leben, alt zu werden und zu sterben. Es gibt viele Arten des Leidens, sowohl körperliche als auch psychische. Die bloße Anwendung medizinischen Wissens kann die Erfahrung des Leidens bei vielen Patienten nicht vollständig beseitigen.

Wenn wir aus eigener Erfahrung wissen, wie es sich anfühlt, krank zu sein und zu leiden, sind wir offener gegenüber dem Leiden anderer. Es ist jedoch eine Tatsache, dass viele Ärzte sich einer überwiegend guten Gesundheit erfreuen. Wenn Sie nicht selbst eine schwere Krankheit durchgemacht haben, sollten Sie sich dennoch versuchen vorzustellen, wie sich das anfühlen würde. Wenn sie sich nicht sensibilisieren für die psychischen und emotionalen Erfahrungen, die die Patienten machen, neigen Sie dazu, sich nur auf die körperlichen Mechanismen der Krankheit zu konzentrieren. Zum Kranksein gehören sowohl die Krankheit als auch die Reaktion eines Menschen auf seinen eigenen Körper. Deshalb besteht der erste Schritt auf dem Weg zu mehr Mitgefühl darin zu lernen, wie es sich anfühlt, krank zu sein. Wenn wir wirklich verstehen, wie Krankheit erlebt wird – die Angst und den Schmerz, die damit einhergehen – können wir natürlicher mit dem Wunsch reagieren, das Leiden zu lindern. Wie ich schon früher erwähnt habe, ist Mitgefühl der Wunsch Leiden zu lindern. Einer der ersten Schritte auf dem Weg zu Mitgefühl besteht darin, die Natur des Leidens klar zu verstehen.

3

Wonach Patienten suchen

Der Nutzen des Entwickelns einer mitfühlenden Haltung wird klarer, wenn wir einmal betrachten, wie Ärzte und Krankenschwestern von Leuten mit Schmerzen eigentlich wahrgenommen werden. Wenn jemand Schmerzen hat, kann die Beziehung zu dem Pflegepersonal ihn stark beeinflussen – in der Art und Weise, wie jemand schaut, wie er spricht und was er macht. Wenn der ein Arzt oder eine Krankenschwester in der Situation besonders freundlich ist, macht das einen großen Unterschied.

An wen wenden sich Menschen um Hilfe, wenn sie krank sind, sei das Leiden nun körperlicher oder überwiegend geistiger Art? Sie gehen zu jemandem, der einen medizinischen Beruf ausübt. Sie wählen ihn, weil sie das Gefühl haben, dass ein Arzt oder eine Krankenschwester die Person ist, die ihnen mit der größten Wahrscheinlichkeit helfen kann. Wenn Patienten ernsthaft krank sind, kann sich ihre körperliche Situation durch große Seelenqual und Furcht verschlimmern. Sie entwickeln große Hoffnung, dass der Arzt ihnen helfen könnte, aber der Hoffnung wirkt die Angst entgegen, es sei nichts zu machen und die Situation vielleicht hoffnungslos.

Wenn solch ein Mensch auf einen Arzt oder eine Krankenschwester trifft, der oder die ihm wirklich helfen will und dies auch zeigen kann, macht das einen gewaltigen Unterschied. Wenn Sie im medizinischen Pflegebereich arbeiten, sollten sie dem Patienten ein Gefühl von Sicherheit vermitteln, indem Sie zum Beispiel sagen: „Ich kümmere mich wirklich um Sie. Ich werde mein Bestes tun, nicht nur was Diagnose und Behandlung betrifft. Ich werde Sie nicht ausnutzen, um nur mein medizinisches Können zu beweisen. Wenn es etwas gibt, worüber ich nicht Bescheid weiß, werde ich mich nicht scheuen, andere zu fragen. Wir haben eine ganze Reihe an medizinischen Ratgebern: Ärzte, Krankenschwestern, Bücher. Ich werde alle und alles zu Rate ziehen, was Ihnen nutzen könnte." Wenn Patienten das Gefühl haben, dass sie jemandem wirklich am Herzen liegen und diese Person ihnen helfen will, nimmt ihre Angst ab. Sie haben dann das Gefühl, dass Hoffnung besteht, und werden viel empfänglicher für die Behandlung, weil sie dem, der für Sie sorgt, vertrauen. In dieser Hinsicht machen Anteilnahme und Mitgefühl einen gewaltigen Unterschied.

Über Krankheiten machen wir uns oft die meisten Sorgen. Auf Grund dessen sind Ärzte im Leben der Menschen sehr wichtig, denn jeder wird mal krank. Da gibt es dann nicht nur eine theoretische Betroffenheit. Es gibt wirklich keine schlimmere Sorge als die Angst vor Krankheit und Tod. Wenn jemand akut krank ist, ist jemand, der ihm die Furcht vor der Krankheit oder die Angst vor dem Sterben nehmen kann, die größte Hilfe. Es ist die schönste Art, einem anderen Menschen zu helfen.

Obwohl die Medizin ein riesiges Fachgebiet ist, bringt es ein Arzt doch generell fertig, das meiste davon zu erlernen. Danach verwendet er dieses Wissen, um anderen Menschen zu helfen. Die größte Unterstützung kann man bieten, wenn es darum geht, einem Sterbenden zu helfen, weil Sterbende oft das größte Leiden erleben. Wenn ein Arzt auf sehr freundliche und teilnahmsvolle Weise Medikamente verschreibt, einen chirurgischen Eingriff macht oder bei der Betreuung eines Sterbenden hilft, kann der Patient das Mitgefühl des Arztes spüren. Es vermittelt ihm ein Gefühl tiefer Erleichterung. Es erzeugt tief im Innern des Patienten ein Gefühl, das dazu beiträgt, sein psychisches Leiden und seinen Schmerz zu lindern.

Sobald ein Mensch geboren ist, besteht die ständige Gefahr, dass er krank wird oder stirbt. Diese dauernde Ungewissheit, verbunden mit der Tatsache, dass wir tatsächlich oft krank werden, macht die Wichtigkeit von Ärzten deutlich. Krankheit und Tod sind so alltäglich, dass ein Arzt immer Arbeit haben wird. In der Tat kann ein Arzt schließlich zu dem Gefühl kommen, die Belastung der Sorge um Kranke würde zu schwer für ihn. Er muss sich mit sehr vielen schmerzlichen Situationen befassen – mit so vielen Menschen, die Schmerzen haben und sterben. Wenn Menschen ernstlich krank sind, wird der Arzt ihr wichtigster Hoffnungsträger. Wenn jemand gläubig ist, betet er vielleicht zu Gott, aber seine unmittelbare Quelle der Hoffnung ist doch der Arzt. So empfinden Kranke. Kranke Menschen können das Gefühl haben, ein Arzt sei wie ihr Vater oder ihre Mutter – jemand, der sie erretten kann und wieder gesund päppelt. Urplötzlich fühlt sich der Patient in die Rolle eines Kindes versetzt. Der Arzt ist wie die Mutter oder der Vater und der Patient setzt nur noch Vertraut den Arzt.

Wenn Menschen krank sind und Angst haben, werden sie empfindsamer. Zu diesem Zeitpunkt bemerken sie jede kleinste Veränderung im Gesichtsausdruck des Arztes genau. Sie nehmen auch jede kleinste Veränderung in seinem Verhalten wahr. Patienten reagieren auf die Körpersprache des Arztes, die Bewegung der Gesichtsmuskeln und besonders auf die Augen. Unsere Augen vermitteln viel. Wir wissen alle, was mit dem Ausdruck „liebevoller Blick" gemeint ist. Freude, Traurigkeit und Angst können in den Augen eines Menschen wahrgenommen werden, und der Kranke kann das noch leichter erkennen.

Der Patient hat nur ein einziges Interesse: „Wie kann es mir besser gehen? Der Arzt muss meinen Zustand so schnell wie möglich verbessern." Krankheit ist vergleichbar mit einem Dorn, den man auf sehr schmerzhafte Weise im Arm stecken hat. Man möchte nur, dass der Arzt ihn so schnell wie möglich herauszieht. Das ist oft die Haltung eines Patienten.

Der Patient versucht daher genau herauszufinden, ob der Arzt seinem Problem die volle Aufmerksamkeit schenkt. Er hat das Gefühl, das Problem könne beseitigt werden, wenn der Arzt nur aufmerksam genug ist. Er meint: „Wenn der Arzt meinem

Problem nur seine volle Aufmerksamkeit schenkt, kann er es beheben." So sieht es aus der Sicht des Patienten aus. Wenn er das Gefühl hat, der Arzt konzentriere sich nicht richtig auf sein Problem, bleibt die Angst.

Der Arzt sieht den Patienten vor dem Hintergrund seiner medizinischen Ausbildung. Er hat gelernt, wie man diagnostiziert und wie man behandelt. Während seiner Ausbildung wurde ihm beigebracht, wie er sich dem Patienten gegenüber verhalten soll und wie er seine Gesichtsreaktionen beherrschen und seine Art zu sprechen verändern kann. Wenn ein Arzt aber ein Zimmer mit einem Patienten betritt, wird seine wahre Haltung dem Patienten gegenüber sofort sichtbar, unabhängig von der Haltung, die er zeigen möchte. Es enthüllt sich etwas nicht Greifbares, das die wahre Motivation oder Haltung des Arztes widerspiegelt. Die fürsorgliche Einstellung muss echt sein, weil das vom Patienten wahrgenommen wird, sie kann nicht vorgetäuscht werden.

Kurz gesagt, es hat eine gewaltige Auswirkung auf den Patienten, wenn der Arzt sich wirklich seiner annimmt und ihm helfen will, anstatt ihn nur als ein Problem zu sehen, das es zu lösen gilt. Zum Glück ist es möglich, diese Qualitäten zu üben und eine positive, wohlwollende Haltung bewusst zu kultivieren. Darüber nachzudenken, wie Menschen in medizinischen oder pflegenden Berufen von denen, für die sie sorgen, wahrgenommen werden, ist eine Form von Weisheit, die uns dazu motivieren kann, eine mitfühlende Haltung zu entwickeln. Wir können auf Grund dessen sehen, wie wir Weisheit und Mitgefühl verbinden müssen, um bestmöglich für diejenigen zu sorgen, deren Leiden wir gerne lindern möchten.

4

Weisheit mit Mitgefühl verbinden

Für die Heilberufe besteht Weisheit darin zu wissen, was für den Heilungsprozess notwendig ist und bedeutet, alle Faktoren einzubeziehen. Weisheit beschränkt sich nicht auf die richtige Diagnose, die Verabreichung der richtigen Medikamente oder die Durchführung von Operationen. Zu Weisheit gehört neben der ganzen Ausbildung, der Erfahrung und dem Wissen über Krankheiten auch die teilnahmsvolle Haltung. Es ist die Kombination all dieser Faktoren, die wir Weisheit nennen können.

Zum Ausüben der Heilkunst gehört ganz eindeutig viel Weisheit. Was ich „Weisheit" nenne, könnte man auch „Intelligenz" nennen, wie immer Sie wollen. Sich auf intelligente Weise um Patienten zu kümmern, bedeutet die richtige Lösung für ihr Problem zu finden. Es geht nicht nur darum eine Heilmethode zu finden, sondern sie auch schnell zu finden und dann die langfristig wirksamste Behandlungsweise auszuwählen. Wenn Sie die Antwort schon kennen, ist das gut. Wenn Sie sie jedoch nicht kennen, dann erfordert das Finden der richtigen Antwort Geschick und Weisheit. Ein weiser Arzt oder Pfleger zögert nicht, andere zu Rate zu ziehen. Diese Bereitschaft, andere einzubeziehen und zu wissen, wann der Zeitpunkt hierfür gekommen ist, ist Teil der Weisheit.

Es fallen auch noch andere Faktoren in den Bereich der Weisheit, insbesondere Toleranz und Ausdauer seitens des Heilkundigen. Toleranz ist unglaublich wichtig, weil es nicht unbedingt angenehm ist, sich mit kranken Menschen auseinander zu setzen. Diese können ein richtiges Ärgernis sein. Kranke verlieren oft ihre guten Manieren. Das tun sie nicht bewusst, sie können einfach nicht anders. Patienten können ihre geistige Klarheit und ihr gutes Benehmen verlieren, sei es nun aufgrund von Angst oder Schmerz oder durch Medikamente. Sie beleidigen andere Menschen – nicht weil sie das möchten, sondern weil sie nicht anders können. Ein Zeichen von Weisheit seitens des Heilkundigen ist, dass er dies nicht persönlich nimmt, sondern denkt: „Oh, er ist aus dem Gleichgewicht, er kann nicht anders. Er ist normalerweise ein Gentleman, aber heute benimmt er sich leider nicht so. Ich brauche es nicht persönlich zu nehmen. Er hat im Moment einfach keine Kontrolle über sich." Man braucht immer eine gewisse Toleranz, aber ganz besonders, wenn man sich um kranke Menschen kümmert.

Wie schon weiter oben erwähnt, kann sich der Patient dem Arzt wie einem Vater oder einer Mutter gegenüber benehmen und beginnen, sich wie ein Kind zu verhalten. Wenn Kinder glücklich sind, umarmen sie andere Familienmitglieder. Wenn sie unglücklich sind, weinen sie und schlagen die anderen vielleicht sogar. Es sind genau diese Momente, in denen wir tolerant und geduldig sein müssen. In diesen Augenblicken brauchen wir Mitgefühl und liebevolle Güte. Wenn wir in diesen schwierigen Situationen eine mitfühlende Haltung bewahren können, macht dies eine Heilung am ehesten möglich.

Wenn wir wirklich mitfühlender sein wollen, müssen wir wissen, wann Mitgefühl am meisten ausrichten kann. Sonst fühlen wir uns vielleicht nur dann besonders mitfühlend, wenn wir uns um Patienten kümmern, die uns gegenüber freundlich sind und unsere Hilfe wertschätzen. Wenn wir schwierigen Patienten gegenüber stehen, denken wir vielleicht: „Ich tue doch mein Bestes. Warum behandelt er mich so? Dieser Mensch ist doch normalerweise sanftmütig und rücksichtsvoll. Was ist denn heute los? Ich versuche mein Bestes, aber er gibt mir die Schuld an seinen Beschwerden." Diese Art von Gedanken kann einen müde und unglücklich machen – ja sogar enttäuscht und wütend. An diesem Punkt wird die ärztliche Tätigkeit zur schweren Bürde. Man spielt vielleicht sogar mit dem Gedanken aufzugeben und denkt: „Ich halte das nicht mehr aus". Man hat das Gefühl, man mache seine Arbeit nicht gut und hätte irgendwie besser sein sollen. Das Pflichtgefühl befiehlt einem weiter zu machen, aber man fängt an zu denken, man könnte es nicht mehr aushalten. Die eigenen Gefühle tragen einen schweren Kampf miteinander aus. Das nimmt uns den Enthusiasmus, irritiert andere und hindert uns daran, ausgeglichen zu arbeiten. Er beeinträchtigt sogar die eigene Fähigkeit, gute Entscheidungen zu treffen. Weisheit, Geduld und Toleranz gehen einem so verloren. Möglicherweise beginnt man sogar in anderen Bereichen des Lebens aus dem Gleichgewicht zu geraten.

Durch Weisheit können wir erkennen, wie dieser Prozess funktioniert. Ohne Weisheit sind wir uns vielleicht klar darüber, dass wir mitfühlender sein sollten, wissen aber einfach nicht, wie wir es anstellen können und fühlen uns schließlich entmutigt. Hier müssen wir wiederum verstehen, wie Krankheit sich nicht nur körperlich ausdrückt – körperliche Krankheit kann zu psychischem Ungleichgewicht führen. Wir sollten uns daran erinnern, dass der Patient keine Kontrolle über das hat, was er sagt, weil er zu viel Angst, zu viel Panik und zu viele Schmerzen hat. Wenn wir den Grund für sein Verhalten kennen, können wir es weniger ernst nehmen, weniger persönlich. Es wird keine solche Last für uns werden oder uns entmutigen. Kennen wir den Grund für die Verhaltensweisen und Gefühle des Patienten, werden wir toleranter, was es uns wiederum ermöglicht, mitfühlender zu sein. Gleichzeitig beginnen wir, mehr Befriedigung zu erleben und uns wird leichter ums Herz. Wir denken: „Obwohl ich mit diesen schwierigen Problemen konfrontiert bin, mache ich meine Sache gut." Wir können uns über uns selbst freuen.

Aus einem gewissen Blickwinkel heraus könnten wir sagen, dass dies alles von der Kraft liebender Güte her rührt. Wenn zum Beispiel ein Kind ein Problem hat, hat die Mutter genug Geduld, sich 24 Stunden am Tag um dieses Kind zu kümmern. Sie wird alles tun was notwendig ist. Wenn das Kind nicht schlafen kann, braucht die Mutter auch keinen Schlaf. Natürlich wird sie körperlich und psychisch müde, aber sie wird stets motiviert sein, sich um ihr Kind zu kümmern. Toleranz und Geduld sind bereits vorhanden. Eine Mutter muss nicht daran arbeiten, die notwendige Geduld oder Toleranz bewusst zu entwickeln. All diese Qualitäten entstehen durch die liebende Güte der Mutter auf natürliche Weise. Wenn liebende Güte abnimmt, nehmen auch Geduld und Toleranz automatisch ab. Wenn man gar keine liebende Güte besitzt, werden all der Fleiß, die Toleranz und das Interesse, die eigene Arbeit zu tun, verschwinden.

Kurz gesagt sollte sich der Heilkundige nicht nur mit dem Körper des Patienten befassen, sondern er sollte auch verstehen, wie es sich anfühlt, krank zu sein. Man muss begreifen, wie schmerzhaft, beunruhigend und verunsichernd es sein kann, nicht zu wissen, was mit einem selbst passieren wird. Das Zusammenspiel all dieser Faktoren zu verstehen, erfordert Weisheit. Ein echtes Verständnis dessen, wie diese Faktoren das Verhalten des einzelnen Patienten beeinflussen, lässt Mitgefühl anwachsen.

5

Vergänglichkeit,
der Körper und die Sinne

Vergleichen wir den Menschen mit Tieren und allen anderen Arten von fühlenden Wesen, besitzt der menschliche Körper viel größere Fähigkeit, andere zu beeinflussen. Wie schon erwähnt kann der Mensch, wenn er sich daran macht, Gutes zu tun, dies in einem sehr großen Ausmaß bewirken. Andererseits kann ein Mensch, der sich daran macht, Böses zu tun, dies auch in einem riesigen Ausmaß bewirken. Da wir nun die begabteste aller Lebensformen haben, wäre es da nicht besser, uns dem Guten und Sinnvollen zuzuwenden?

Wenn wir beschließen, etwas Nützliches und Edles zu tun, sollten wir sofort damit anfangen, denn es ist ungewiss, wie viel Zeit uns im Leben noch bleibt. Das Leben währt nicht ewig. Dieses Leben ist nicht dauerhaft. Sobald wir geboren sind, bewegen wir uns mit jedem Moment, der vergeht, näher auf unseren Tod zu. Über diese traurige Tatsache nachzudenken, ist eines der schwersten Dinge. Und es ist nicht nur der Tod – den wir nicht vermeiden können. Auch das Altern und selbst Erkrankungen können wir nicht wirklich verhindern. Wenn wir krank sind, sind wir unfähig, Gutes zu tun, und wenn wir alt werden, funktionieren wir nicht mehr so gut wie zu Zeiten, in denen wir jünger waren. Deshalb müssen wir jetzt Edles tun, wenn wir noch die Gelegenheit dazu haben.

Alles, was zusammengesetzt ist, ist unbeständig. Wir müssen die Wirklichkeit dieser Aussage für uns selbst erkennen. Bis jetzt hat es nichts auf dieser Welt gegeben, das, nachdem es entstanden ist, nicht auseinandergefallen oder zugrunde gegangen wäre. Es hat in der Vergangenheit keine Dinge oder Wesen gegeben, die nicht zerfallen oder gestorben wären, und diese Feststellung wird mit Sicherheit auch für die Zukunft gelten. Das ist es, was mit dem buddhistischen Ausspruch: „Alle zusammengesetzten Dinge gehen zugrunde, sie sind unbeständig", gemeint ist. Das können wir verstehen. Es ist offensichtlich, wenn wir darüber nachdenken. Wir müssen verstehen, dass jede Geburt mit dem Tod endet. Der Tod ist gewiss, aber die Umstände und der Zeitpunkt stehen nicht fest.

In gleicher Weise verändert sich alles, was wir wahrnehmen, ständig: all die Dinge, die uns umgeben, einschließlich unserer Beziehungen zu andern. Ein unumgänglicher Aspekt der Vergänglichkeit ist der, dass jedes Zusammentreffen mit Trennung endet. Letzten Endes werden wir von allen, denen wir in unserem Leben begegnen oder die wir kennen, wieder getrennt werden. Wir können uns viele Male vorübergehend von ihnen entfernen, aber schließlich werden wir uns endgültig trennen. Unabhängig davon, ob wir Freunde sind, Feinde, Verwandte oder Liebende – trennen werden wir uns alle. Das ist die Natur der Dinge. Wenn wir uns nicht trennen wollen, ist es schmerzhaft. Wenn einem jemand so lieb ist, dass man das Gefühl hat, man könnte es niemals aushalten, von ihm getrennt zu sein, kann man dennoch nichts dagegen tun. Der Schmerz kann unerträglich sein.

Das Gleiche gilt für alles, was man ansammelt oder aufbaut. Wenn wir die Materie genau untersuchen, stellen wir fest, dass sie sich jeden Moment verändert. Alles verbraucht sich letzten Endes oder zerfällt. Gebäude bröckeln und zerfallen. Es gibt keine Ausnahme. Dies nennt der Buddhismus die „Unbeständigkeit aller Dinge".

Leiden hat viel mit Unbeständigkeit zu tun. Weil die Dinge unbeständig sind, gibt es Leiden. Obwohl wir nicht älter werden wollen, altern wir. Es ist schmerzlich. Wir wollen nicht krank sein, aber niemand kann Krankheit vollkommen verhindern. Sogar Ärzte werden krank. Niemand will sterben – dennoch wird jeder sterben. Warum ist das so? Weil alles unbeständig ist. Sonst würde alles, ohne sich zu verändern, gleich bleiben. Wenn man eine gute Gesundheit besäße, würde man sie ständig besitzen. Wenn die Dinge nicht unbeständig wären, würde man nicht älter werden, und man müsste sich nicht darauf einstellen, seine Gesundheit zu verlieren. Aber so ist es nicht. So ist Unbeständigkeit die Ursache für viel Leiden.

Wir halten Glück oft für das Gegenteil von Leiden. Wir sollten untersuchen, was wir unter „Glück" verstehen. Hat Glück einen Ort? Ist es etwas außerhalb von uns? Ist es in uns? Irgendwo dazwischen? Normalerweise sind wir geneigt zu meinen, dass das Glück dort drüben sei, in einiger Entfernung von uns, und nicht unter unserer direkten Kontrolle. So meinen wir, dass wir unglücklich bleiben würden, bis wir an diesen anderen Ort gelangten – in die Reichweite des Glücks. Wenn wir das Glück zu messen versuchen, können wir es schlecht bestimmen. Wie würde sich vollkommenes Glück anfühlen? Können wir es dadurch erlangen, dass wir uns mit angenehmen Dingen und Freunden umgeben? Wäre das wahrhaftes Glück oder nicht?

Ich denke, wann immer wir einen Augenblick der Zufriedenheit erleben – ein Gefühl, dass alles „in Ordnung" ist – dann ist das ein Moment des Glücks. Ein Mensch, der nie solche Augenblicke der Zufriedenheit erlebt – der nie genug hat – wird niemals glücklich sein. Er kann es unmöglich sein. Wenn es jemandem an grundlegenden Dingen fehlt, wie zum Beispiel Nahrung oder einem Dach über dem Kopf, ist das eine Ursache für Schmerz und Leiden. Aber auch jemand, der alles hat, leidet. Das mag merkwürdig erscheinen. Es ist leicht zu verstehen, warum Menschen, die notleidend sind und denen es am Notwendigsten fehlt, leiden. Aber wenn jemand, der das besitzt, was gewöhnlich als Annehmlichkeiten und Luxus beschrieben wird, auch Grund hat zu leiden, erscheint uns das nicht richtig. Tatsächlich leidet ein Reicher manchmal mehr als ein Armer, denn für einen Reichen ist es schwerer zufrieden zu sein. Eine Wurzel des Leidens ist Unzufriedenheit. Nicht wissen, wie man zufrieden sein kann, macht unglücklich.

Wenn wir den menschlichen Körper untersuchen, können wir sehen, dass er sich aus vielen Teilen zusammensetzt, zum Beispiel aus Fleisch, Blut, Knochen, Sehnen und Mark. Solange noch Atmung und Wärme vorhanden sind, fährt der Körper fort zu leben, und wir nennen das den „lebendigen menschlichen Körper". Der physische Körper ist ein Behältnis für viele verschiedene Dinge. Da ist die Haut, die ihn überzieht, und dann sind da die Teile im Inneren. Ironischerweise befinden sich viele von den Dingen, die Menschen am ekligsten und abstoßendsten finden, im lebendigen menschlichen Körper. Wenn wir nicht darüber nachdenken, was sich im Inneren befindet, können wir die Gestalt eines anderen Menschen anschauen und uns vielleicht sogar zu ihm hingezogen fühlen. Das Gesicht ist hübsch, die Haut ist glatt, und verschiedene Merkmale können extrem verlockend sein. Aber wie viele von Ihnen wissen, kommen, wenn man den menschlichen Körper aufschneidet, viele Dinge zum Vorschein, welche die meisten Menschen nicht täglich zu sehen bekommen: Blut, Lymphe, Muskeln, Fett, Urin und halb oder ganz verdautes Essen, das zu Exkrementen wird. All das wird bloß gelegt, wenn man einen Körper aufschneidet. Und plötzlich ist er nicht mehr so attraktiv.

Dennoch ist es das, womit wir leben und herumlaufen. Wenn jetzt diese Kombination von Teilen – und der menschliche Körper ist genau das – krank wird, entweder durch eine Störung von außen oder ein Ungleichgewicht zwischen den inneren Elementen, wird das Ergebnis erlebt als „Un-behagen" *(im Englischen: „dis-ease"; ease bedeutet Wohlgefühl und disease ist das englische Wort für Krankheit – Anmerkung der Lektorin)*. Plötzlich fühlen wir uns nicht gut. Dann fragen wir uns: „Warum ist das passiert?" Laut der buddhistischen Tradition gibt es zwei Gründe für Krankheit: Die eine wird „Karma aus der Vergangenheit" genannt, was das Heranreifen von Ursache und Wirkung aus der Vergangenheit bedeutet, und die andere „vorübergehender

Umstand". Wenn nun etwas das Heranreifen von vergangenem Karma ist, besteht nicht immer die Möglichkeit der Heilung. Karma aus der Vergangenheit kann die Tatsache erklären, dass manche Menschen öfter als andere krank werden und andere Menschen ohne ersichtlichen Grund oft unglücklich und depressiv sind oder andere Formen von psychischen Krankheiten erleben. Karma kann auch zu körperlichen Krankheiten führen. Manchmal sind diese Zustände heilbar und manchmal nicht. Neben karmischen Ursachen gibt es auch Krankheiten aufgrund vorübergehender Umstände, die ebenfalls manchmal geheilt werden können und manchmal nicht.

Der Körper ist solch ein instabiles, zerbrechliches System – da ist nicht viel nötig, um ihn aus dem Gleichgewicht zu bringen und er sich nicht mehr wohl fühlt. In der buddhistischen Tradition wird der Körper manchmal bezeichnet als „Haufen, der die Quelle für Schmerz und Leiden ist". Der Körper ist stets bereit, unmittelbar krank zu werden. Vielleicht ist die Umgebung ein bisschen zu kalt oder ein bisschen zu heiß. Unsere Haut ist so empfindlich, dass wir uns plötzlich äußerst unwohl fühlen können, wenn uns nur eine Mücke oder eine Biene sticht. Der Körper besitzt die Veranlagung, sich unwohl zu fühlen. Dies rührt nur von einem der Sinne her – der Berührungsempfindung. Aber die anderen Sinne besitzen auch alle Voraussetzungen, etwas Unangenehmes wahrzunehmen.

Die Sinneseindrücke, die sich unserem Geist bieten, beeinflussen uns direkt und rufen entweder eine angenehme oder eine unangenehme Erfahrung in uns hervor. In dem Augenblick, in dem man etwas Hübsches sieht, empfindet man den Impuls, es zu berühren, sich mit ihm zu befassen und sich davon faszinieren zu lassen. Wenn wir etwas sehen, das auch nur ein bisschen begehrenswert ist, wollen wir es haben. Wenn wir etwas sehen, das nur ein klein wenig unschön ist, fühlen wir uns abgestoßen. Oder wir sehen etwas, das uns gleichgültig lässt, und fühlen uns dumpf und gelangweilt. Wenn wir die Dinge hauptsächlich mit dem Gesichtssinn wahrnehmen, können wir gewöhnlich damit umgehen. Aber wir nehmen auch auf andere Weise wahr. Nehmen wir an, Sie wären in einem Streichkonzert und plötzlich ginge zufällig der Feueralarm los und machte ein fürchterlich schrilles Geräusch. Sie wären sowohl überrascht als auch verärgert. Auch üble Gerüche, schlechter Geschmack oder Materialien, die sich für unseren Tastsinn widerlich anfühlen, können uns stören. Sogar wenn wir entspannt sind und unsere Gedanken herumwandern, können wir an etwas Gutes oder etwas Schlechtes denken und emotionale Reaktionen auf unsere eigenen Gedanken erleben.

In der buddhistischen Philosophie lautet ein Sprichwort: „Erscheinungen trügen und der Geist ist wankelmütig." Wenn Erscheinungen – das heißt das, was uns durch die Sinne präsentiert wird – besonders trügerisch sind, sind wir geneigt, uns überstimulieren zu lassen. Unsere fehlende Stabilität bewirkt, dass unser Geist sofort auf alles, was passiert, reagiert, indem er entweder begehrt oder ablehnt. Es ist so eine vorherrschende Beschäftigung, und wenn wir auf unser Leben zurückblicken, kann es so aussehen, als ob wir all unsere Zeit damit verbracht hätten, entweder hinter Dingen herzujagen oder vor ihnen davonzulaufen. Wir pflegen Beziehungen zu Menschen und Objekten in einer Weise, als ob sie bleibend und dauerhaft wären, und sind dann enttäuscht, wenn sie es nicht sind.

Die fünf Sinne neigen dazu, den Geist zu täuschen. Wenn wir bereit sind, uns von unseren Sinnen dauernd austricksen und verlocken zu lassen, können wir nicht behaupten, dass wir unser Leben steuern würden. Wir können dann nicht wirklich sagen, wir wären unabhängig oder frei. Ich habe schon vorher erwähnt, dass unsere grundlegende Natur mitfühlend und weise ist. Wenn das stimmt, warum kommen dann Mitgefühl und Weisheit nicht automatisch auf? Warum müssen wir uns in Mitgefühl und Weisheit üben, wenn sie schon unsere Grundlegende Natur sind?

Die Antwort ist, dass wir aufgrund unserer eingefleischten Tendenz, uns von unseren Sinneserlebnissen und unseren Gedanken einfangen und fesseln zu lassen, unfähig dazu sind, einfach nur unsere Grundlegende Natur zu erleben. Wir erlauben es unseren

Sinnen, uns zu lenken, und das hindert uns daran, natürlich und frei zu sein. Wir müssen lernen, die Dinge so wahrzunehmen, wie sie wirklich sind. Was uns vor allem davon abhält, in einem Zustand des natürlichen Geistes zu ruhen, ist unsere Neigung, uns als unabhängig existierenden Beobachter zu sehen, der von dem, was er beobachtet, getrennt ist. Diese Neigung wird *dualistisches Denken* genannt. Solange wir dualistisch denken, können wir keinen hundertprozentigen Frieden erleben. Wir können uns nicht vollkommen und auf natürliche Weise leicht und entspannt fühlen.

Es ist schwierig zu verstehen, was mit dualistischem Denken gemeint ist, aber es ist der Kern der buddhistischen Einsicht in die Wirklichkeit. Ich werde dies später noch genauer erläutern.

6

Dualistisches Denken
und warum es wichtig ist

Wir haben schon gesehen, wie unser ständiges Bedürfnis, auf unsere Sinneseindrücke zu reagieren, uns daran hindert, uns vollkommen offen und wohl zu fühlen. Der natürliche Zustand unseres Geistes ist andererseits fähig wahrzunehmen, ohne Konzepte über das Wahrgenommene zu bilden. Aus diesem Zustand leeren Gewahrseins heraus entstehen natürliches Mitgefühl und natürliche Weisheit. Wenn wir keine Konzepte über das bilden, was wir wahrnehmen, erkennen wir auch, wie all unsere Wahrnehmung nur das Spiel unseres eigenen Geistes ist.

Dualität bezieht sich auf eine Aufspaltung unserer Wahrnehmung in die Vorstellung von einem „Selbst" und dem eines „Anderem" – also einem Wahrnehmenden und etwas Wahrzunehmendes. Diese beiden Konzepte von Subjekt und Objekt bilden eine Dualität, bei der keines als unabhängig vom anderen existierend gesehen werden kann. Das Zusammenhalten dieser beiden Konzepte – eines separaten Subjekts und eines separaten Objekts – ist das, was mit dem Ausdruck „Anhaften an der Dualität" gemeint ist. Obwohl die Vorstellung von einem Beobachtenden und etwas zu Beobachtendem eine vollkommen logische, realistische Weltsicht widerzuspiegeln scheint, ist das Festhalten an der Dualität in Wirklichkeit nur eine Wahl, die wir treffen – wenn auch eine unbewusste Wahl. Diese Art wahrzunehmen führt jedoch zu Konsequenzen.

Die Person, die das Gefühl hat etwas zu erleben, wird „Ich" genannt. Die Vorstellung von einem „Ich" erschafft eine gewisse Liebe zu uns selbst, eine subtile Form von Anhaftung. Gleichzeitig führt sie dazu, dass wir uns ein wenig distanzieren von jenen Objekten, die wir als verschieden von uns selbst wahrnehmen, und das ist eine sehr subtile Form von Abneigung. Solange wir diese Vorstellungen von Getrenntheit – Subjekt hier und Objekt dort – im Geist halten, hindert uns das daran, unsere wahre Natur zu erkennen. Unsere eigene Natur erkennen, bedeutet zu wissen, dass keine wirkliche Grundlage für diese dualistische Wahrnehmungsweise besteht. Dualistische Wahrnehmung löst sich in jedem Moment auf, in dem wir fähig sind, leeres Gewahrsein zu erleben. Die Unkenntnis bezüglich unserer wahren Natur wird *Unwissenheit* genannt. Deshalb gilt, solange wir im Geist an Dualität festhalten, sind alle drei grundlegenden negativen Emotionen – Anhaftung, Abneigung und Unwissenheit – auf einer subtilen Ebene vorhanden.

Zuneigung und Abneigung sind Gefühle, mit denen wir alle vertraut sind. In ihren intensiveren Formen kennen wir sie als Anhaftung und Wut. Woher kommen sie? Was ist ihr wahrer Ursprung? Die Frage klingt vielleicht merkwürdig. Manche Menschen möchten es gerne herausfinden, aber viele Leute haben nie darüber nachgedacht. Wir sind uns alle bewusst, dass Leiden existiert – die Erfahrung von Schmerz ist schwer zu ignorieren. Jeder erlebt Schmerz, ob er dessen Ursache versteht oder nicht. Wenn wir die wahren Ursachen von Leiden verstehen könnten, könnten wir vielleicht dazu beitragen, unser eigenes Leiden und das anderer zu lindern. Eine mögliche Antwort ist die, dass die Samen für Leiden bereits in den Gefühlen vorhanden sind, die sich aus dem dualistischen Denken ergeben. Das ist die buddhistische Erklärung. Sehen wir sie uns einmal näher an.

Alles, was wir tun, ob Gutes oder Schädliches, pflanzt einen Samen, der in der Zukunft reifen kann. Unsere Taten werden auch *karmische Handlungen* genannt. Was aber führt zu guten oder schädlichen Handlungen? Solange man im Geiste an Dualität festhält, entstehen egoistische Emotionen und diese treiben wiederum unser Verhalten an – unsere Gedanken, Worte und Taten. Auf einer subtileren Ebene entstehen karmische Handlungen immer dann, wenn an irgendeinem Konzept festgehalten wird, sei es nun egoistisch oder tugendhaft. Die Entwicklung von Gedanken, welche von der Vorstellung getragen sind, die Dinge existierten getrennt von unserem Geist, ist die subtilste Grundlage für all unsere Gefühle und Handlungen. Die Vorstellung, die den Wahrnehmenden von den wahrgenommenen Objekten oder Menschen trennt, wird zur Grundlage für nachfolgende, auf dieses Objekt oder diese Person bezogene Emotionen oder Handlungen. Wenn wir etwas nicht als getrennt von unserem eigenen Bewusstsein erleben würden, könnten wir keine negative Emotion oder Handlung diesem Objekt gegenüber entwickeln.

Dieser Prozess des Anhaftens an Dualität wird oft in folgende drei Konzepte zerlegt: dass es einen Wahrnehmenden, etwas Wahrzunehmendes und einen Wahrnehmungsakt gibt. Wenn wir etwas wie eine Blume ansehen, bilden wir schon in diesem ersten Moment Konzepte. „Da ist eine Blume" ist ein Konzept. „Ich nehme die Blume wahr" ist ein weiteres Konzept. „Ich bin mir dessen bewusst, dass ich die Blume sehe" ist das dritte Konzept.

Allein die Bildung der Konzepte von Subjekt, Objekt und Handlung reicht aus, um Karma zu schaffen. *Karma* bedeutet Handlung und alle Handlungen haben Konsequenzen oder Resultate, selbst diese ganz subtile Konzeptbildung. Solange unser Geist Konzepte bildet, schaffen wir Karma. Es heißt, etwas wird in dem Moment erschaffen, in dem das Konzept von einem Wahrnehmenden, etwas Wahrgenommenen und der Handlung zwischen ihnen gebildet wird. Dieses Etwas wird karmische Handlung genannt.

Karma ist ein Wort aus dem Sanskrit. Karma ist auch eine buddhistische Anschauung. Aber es gibt auch ein ähnliches Konzept im westlichen Denken. Im Westen haben wir die Begriffe „Glück" und „Pech". Jetzt diskutieren wir die Frage, *warum* es Leiden gibt. Woher kommt Leiden? Nur von Pech? Wenn alles gut läuft, beruht das dann auf Glück? Warum haben manche

Menschen Glück und andere Pech? Manche Leute forschen nicht nach einem Grund hierfür, sie glauben einfach, dass sowohl Glück als auch Pech auf Zufall beruhen – einfach darauf, ob man Glück hat oder nicht.

In den buddhistischen Belehrungen wird behauptet, dass Glück und Pech eine Ursache haben. Sie kommen nicht zufällig vor. Aber ob einem etwas aufgrund einer bestimmten Ursache oder aufgrund von Zufall widerfährt, es fühlt sich gleich an. Es gibt im Buddhismus keine gesonderte Erklärung darüber, wie sich Leiden anfühlen sollte – es fühlt sich für jeden auf der ganzen Welt gleich an. Was wir hier diskutieren, sind die möglichen Erklärungen für die *Ursache* von Leiden. Um die Ursache von Leiden zu verstehen, sollten wir egoistische Emotionen und deren Ursache verstehen.

Wenn man behauptet, dass Karma die Ursache von Leiden sei, gibt es oft einen gewissen Widerstand. Das gehört nicht zum westlichen Weltverständnis und den Menschen fällt es oft schwer, das zu akzeptieren. Karma beginnt mit der Bildung einer Vorstellung, der Entwicklung einer Haltung oder einer Meinung zu etwas. So wird Karma geschaffen. All die negativen Gefühle, die durch die Bildung von Konzepten erzeugt werden, führen zu Konsequenzen in der Zukunft. Nur wenn wir in der uns eigenen, uns innewohnenden Wachsamkeit, im natürlichen Geist, verweilen, wird die Bildung von Karma unterbrochen.

Die meisten Menschen wären gerne frei von Anhaftung und Wut, weil diese Emotionen Leid erzeugen. Um uns aber von Anhaftung und Wut zu befreien, müssen wir erst einmal wissen, was diese Emotionen verursacht. Das Festhalten an der Dualität bildet die Grundlage, von der aus wir auf Objekte und Menschen entweder mit Anhaftung oder mit Wut reagieren. Ohne dualistische Sichtweise ist es nicht möglich, irgendeine negative Emotion hervorzubringen und dadurch auch kein Karma, welches zu zukünftigem Leiden führt. Dies ist die Verbindung zwischen dem Geisteszustand, den wir Dualität nennen, und den Ursachen von Leiden. Wenn Wut und Anhaftung die Ursache für Leiden sind, so verhindert das Aufgeben des dualistischen Denkens zukünftiges Leiden. Wenn wir frei von Leiden sein möchten, müssen wir seine Hauptursache angehen. Sonst geraten wir in eine Situation, in der wir uns von negativen Emotionen zu befreien versuchen, ohne deren primäre Ursache zu beseitigen. Aber das sollte nicht passieren.

Wir leiden auf vielerlei Weisen. Wie bereits erwähnt leiden die Menschen, wenn sie geboren werden, altern, krank sind und sterben. Aber es gibt auch noch zusätzliche Arten von Leiden, die der Mensch erlebt. Eine ist es, keine echte Erfüllung zu finden. Das ist an sich schon schmerzhaft. Wir möchten etwas, aber es kommt nicht zustande. Die Varianten unserer Sehnsüchte sind endlos. Zusätzlich dazu, dass wir nicht bekommen, was wir uns wünschen, widerfahren uns auch immer wieder unerwünschte Dinge. Das Leben entwickelt sich nicht so, wie wir es gerne hätten. Zusammenfassend kann man sagen, dass Hoffnung und Furcht die Basis all dieses Leidens sind. Jeder Moment unseres Denkens ist durchdrungen von der Hoffnung, dass etwas eintreten wird, was wir uns wünschen, und von der Furcht, dass etwas, was wir nicht wollen, noch zusätzlich passieren wird. Wenn jeder Moment des Denkens entweder von Hoffnung oder Furcht erfüllt ist, ist es extrem schwierig, sich hundertprozentig entspannt zu fühlen, hundert Prozent Frieden und Freiheit von Leid zu erleben.

Hoffnung entsteht aus Anhaftung und Furcht geht auf Ablehnung oder Wut zurück. Deshalb besteht die einzige Möglichkeit, jemals vollkommenen Frieden zu finden, darin, Hoffnung und Furcht zu überwinden und über dualistische Anhaftung, welche diese Emotionen Wurzeln schlagen lässt, hinauszugelangen.

7

Relatives und absolutes Mitgefühl

Es könnte so aussehen, als ob die Idee des „Anhaftens" an der Dualität nur ein spezieller philosophischer Gesichtspunkt wäre, der mit dem Thema Mitgefühl nichts zu tun hätte. Wir befassen uns aber nicht nur mit den Vorteilen von Mitgefühl, sondern auch damit, wie wir Mitgefühl vergrößern und weniger begrenzt machen können. Hierzu müssen wir den Unterschied verstehen zwischen dem konzeptuellen, auch als „relativ" bezeichneten Mitgefühl und dem nicht-konzeptuellen „absoluten" Mitgefühl. Um das gewaltige Potential wertschätzen zu können, das sich hinter dem Ausdruck „nicht-konzeptuelles" oder „absolutes" Mitgefühl verbirgt, müssen wir die Vorstellung von Dualität verstehen.

Während wir uns wohl alle darin einig sind, dass unser Mitgefühl weniger begrenzt sein sollte, ist es nicht so leicht zu wissen, wie das umzusetzen ist. Wir wollen Mitgefühl von einer Qualität entwickeln, die sich nicht nur auf einige wenige Menschen ausrichtet, sondern bereit ist, jeden vorurteilslos mit einzubeziehen. Mitgefühl ist keine Haltung, die wir uns wie eine Maske aufsetzen können, um jedem mit dem Anschein von Freundlichkeit und Mitgefühl zu begegnen. Es besteht ein echter Unterschied zwischen dem bloßen Vortäuschen von Freundlichkeit und Offenheit jedem gegenüber und dem tatsächlichen Empfinden von Freundlichkeit und Mitgefühl für alle Menschen. Zum Glück gibt es einen Weg, echte Freundlichkeit und echtes Mitgefühl zu entwickeln. Zudem ist echtes Mitgefühl, wenn es einmal entwickelt ist, weniger anstrengend als künstliches Mitgefühl. Ein buddhistisches Sprichwort besagt, dass „unvoreingenommene Intelligenz grenzenloses Mitgefühl ermöglicht". Wenn wir einmal erlebt haben, was mit unvoreingenommener Intelligenz wirklich gemeint ist, stellt sich das Mitgefühl auf natürliche Weise ein. Wir können lernen, „uns in unvoreingenommener Intelligenz zu üben", aber dazu ist es notwendig, dass wir einige subtile Vorstellungen verstehen. Allein diesen einen Ausdruck vollkommen verstehen zu lernen, könnte Monate oder gar Jahre dauern.

Es gibt zwei Möglichkeiten, sich in unvoreingenommener, von Mitgefühl durchdrungener Intelligenz zu üben. Die erste Methode erfordert eine bewusste Bemühung. Wir benutzen dabei unseren Verstand, um den klaren Wunsch hervorzubringen, mitfühlender zu werden, und dann lenken wir unseren Geist hin zu einer mitfühlenden Einstellung, die jeden Menschen mit einschließt. Diese Methode wird Training in relativem Mitgefühl genannt. Die andere Methode besteht einfach nur darin, Mitgefühl auf natürliche Weise entstehen zu lassen, ohne Vorübung. Wir lassen einfach alle Vorstellungen davon los, wie die Dinge sein sollten, und erlauben uns, auf eine vollkommen offene und mitfühlende Weise da zu sein. Diese Methode wird Übung in absolutem Mitgefühl genannt. Obwohl es so klingt, als sei das der leichtere Weg, kann man absolutes Mitgefühl nicht ohne die Anwendung einer bestimmten Methode oder eines Übungswegs erfahren. Es kommt nicht spontan zustande. Obwohl wir bewusste Anstrengungen dafür unternehmen müssen, besteht das Ziel letztendlich darin, Mitgefühl als etwas Natürliches und Offenes zu erleben, das kein bewusstes Bemühen erfordert.

Wenn unser Mitgefühl auf bewusster Anstrengung beruht, finden wir es vielleicht einfach, gewissen Menschen gegenüber mitfühlend zu sein. Es fühlt sich zum Beispiel ganz natürlich an, zu Menschen gütig zu sein, die wir schon kennen und mögen und die uns schätzen. In anderen Situationen wird unser Mitgefühl jedoch wählerischer. Abhängig von unserer Stimmung sind wir vielleicht zu bestimmten Menschen freundlich und zu anderen nicht. Und in etwas selteneren Situationen erlaubt uns der Stress in unserem Leben vielleicht nur ein extrem begrenztes Mitgefühl, ja er macht uns unfähig oder unwillig, mehr als nur einigen wenigen Menschen zu helfen. Wenn unser Mitgefühl von bewusster Bemühung abhängig ist, ist es möglicherweise nicht stabil.

Mit dieser vorsätzlichen Art von Mitgefühl sind wir vertraut. Wir nennen es relatives Mitgefühl – wir denken an eine bestimmte Person in einer bestimmten Situation und entwickeln ihr gegenüber ein Gefühl von liebevoller Güte und Mitgefühl. Egal, ob wir uns nun mehr oder weniger darum bemüht haben, das tun zu können, so sind wir doch wenigstens mit dieser Art von Mitgefühl vertraut.

Diese vorsätzliche Art von Mitgefühl steht in Gegensatz zu einem natürlicheren Mitgefühl, das frei ist von Konzepten und das ich weiter oben als absolutes Mitgefühl bezeichnet habe. Wie bereits erwähnt, kommt absolutes Mitgefühl durch unvoreingenommene Intelligenz zustande. Absolutes Mitgefühl manifestiert sich auf natürliche Weise aus einem bestimmten Geisteszustand heraus, welcher *gedankenfreie Wachheit* genannt wird. Gedankenfreie Wachheit ist ein Zustand, der bewusst ist und dennoch an keinem bestimmten Gedanken festhält. Das Mitgefühl und die Zuneigung, die spontan aus diesem Geisteszustand hervorkommen, sind grenzenlos. Sie beschränken sich nicht auf eine bestimmte Person oder Situation. Das spontane Aufkommen solchen Mitgefühls mag jedoch unverständlich oder zumindest unerreichbar erscheinen, solange wir selbst nicht in der Lage sind, diesen Geisteszustand zu erleben.

Das Mitgefühl und die liebende Güte, die wir mit Buddhas und Bodhisattvas in Verbindung bringen, manifestieren sich aus gedankenfreier Wachheit heraus. Wenn ich die Begriffe Buddha oder Buddhas benutze, denken Sie vielleicht an einen einzigen, speziellen Lehrer, der vor langer Zeit in Nepal und Indien gelebt hat. Vielleicht sollte ich ein wenig erklären, was dieser Begriff wirklich bedeutet. Der Begriff Buddha bedeutet wörtlich „gereinigt und vervollkommnet". Er bezieht sich auf einen Zustand

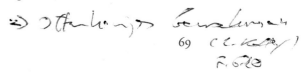

69

von Reinheit und Vollkommenheit, der auf natürliche Weise vorhanden ist, nachdem etwas geklärt oder beseitigt worden ist. Jedes fühlende Wesen kann diesen Zustand von Reinheit und Vollkommenheit erlangen, der durch den Begriff Buddha definiert ist, und zahllose Wesen haben dies bereits getan. Der historische Buddha ist nur ein Beispiel dafür.

Die geistigen Konstrukte, die uns daran hindern, unsere grundlegende Natur zu erkennen, werden Verdunkelungen genannt. Es gibt zwei Arten von Verdunkelungen. Die erste Art wird als *negative Emotionen* bezeichnet, von denen es letztendlich 84000 verschiedene Arten gibt. Wir werden sie nicht alle aufzählen, aber die drei ursprünglichen sind Anhaftung, Abneigung und Unwissenheit. Es gibt auch noch einige weitere bedeutsame, wie zum Beispiel Neid und Stolz. Diese negativen Emotionen werden manchmal *Geistesgifte* genannt. Sie können als Mängel unserer menschlichen Natur, unseres Geistes, betrachtet werden und sie werden für negativ befunden, weil sie zu Leiden führen.

Die zweite Art von Verdunkelungen wird kognitive Verdunkelung genannt. Im Vergleich zu den negativen Emotionen, die leichter zu erkennen sind, ist die zweite Form von Verdunkelung viel schwieriger zu identifizieren und deshalb schwerer aufzulösen. Kognitive Verdunkelung bezieht sich auf unsere Angewohnheit, an der Dualität festzuhalten.

Der Ausdruck „kognitive Verdunkelung" beschreibt unsere geistige Tendenz, an der dreifachen Vorstellung von einem Wahrnehmenden, etwas Wahrgenommenem und einer Aktion zwischen ihnen festzuhalten. Wann immer diese dreifache Vorstellung in unserem Geist aufkommt, stellt das die Basis für das Entstehen negativer oder egoistischer Gefühle dar. Solange der Tendenz, die dreifachen Vorstellungen zu bilden, kein Ende gesetzt wird, hören unsere selbstsüchtigen Gefühle nicht auf. Dies ist gewiss gedanklich nicht leicht zu verstehen und sogar noch schwieriger umzusetzen. Die Buddhas und Bodhisattvas haben jedoch beide Arten von Verdunkelungen vollkommen bereinigt. Sie haben eine Klarheit und Reinheit des Geistes erlangt, welche ein inspirierendes Beispiel für uns übrige Menschen ist.

Wenn es heißt, die Buddhas seien geklärt und vervollkommnet, bedeutet das, dass die negativen Emotionen und die kognitive Verdunkelung nicht mehr in ihrem Geist vorhanden sind. Dieser gereinigte Zustand bietet einer unglaublichen Intelligenz und einem unglaublichen Mitgefühl Raum, sich zu manifestieren. Der Aspekt des Klärens und Reinigens bedeutet, dass sich die emotionalen und kognitiven Verdunkelungen aufgelöst haben. „Vervollkommnet" werden die tiefgreifende Intelligenz und das tiefgründige Mitgefühl, welche nicht von unseren vorübergehenden Gedanken und Gefühlen abhängig sind.[2] Die Grundlage für das Üben von absolutem Mitgefühl besteht darin, unsere grundlegende Natur zu erkennen, welche von den beiden Verdunkelungen gereinigt ist. Mit anderen Worten: Es geht darum, über das dualistische Denken hinauszugehen, hin zu einem Geisteszustand, der einen Raum eröffnet, durch den sich das uns innewohnende Mitgefühl und die uns innewohnende Intelligenz ohne Begrenzung manifestieren können. Das Training besteht darin, unsere Gedanken beobachten zu lernen und unseren Geist tief zu entspannen. Der nächste Abschnitt des Buches konzentriert sich darauf, wie man tatsächlich damit beginnt, sich in absolutem Mitgefühl zu üben.

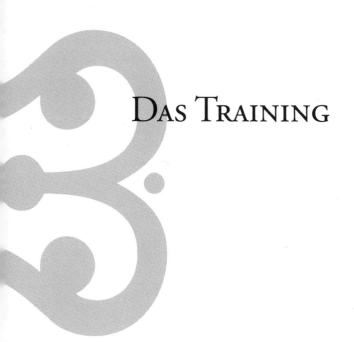

Das Training

8

Was bedeutet es,
ein spirituell Praktizierender zu sein?

Was unterscheidet einen spirituell Praktizierenden von einem gewöhnlichen Menschen? Der Hauptunterschied zwischen beiden ist der: Wenn im Geist eines spirituell Praktizierenden ein Gedanke aufkommt, hält er daran nicht mehr so stark als substanziell, real und dauerhaft fest. Der spirituell Praktizierende bemüht sich, die Dinge so zu sehen, wie sie wirklich sind und nicht wie sie zu sein scheinen. Das ist ein entscheidender Punkt. Wenn wir anfangen, die Sichtweise zu lockern, die uns alles als substanziell und dauerhaft sehen lässt, beschreiten wir einen Weg, der es eventuell möglich macht, dass sich die Wirkung negativer Emotionen und kognitiver Verdunkelungen verringert und die eigenen natürlichen, guten Eigenschaften sich entfalten. Solch ein Mensch verdient dann die Bezeichnung „spirituell Praktizierender".

Es ist keine einfache Aufgabe, unsere Sicht der Realität zu verändern. Dieser Prozess wird noch erschwert durch ein spezielles Charakteristikum unserer Zeit: Menschen wollen eine sofortige Befriedigung und schnelle Resultate. Einen entspannten und friedlichen Geist zu verwirklichen ist jedoch nicht so einfach wie einen Knopf an einer Maschine zu drücken. Wenn es möglich wäre, würden wir einfach die Maschine kaufen, den Knopf drücken, uns sofort entspannt fühlen und damit wäre die Sache erledigt. Leider ist unser Geist nicht so einfach. Ich möchte in diesem Kapitel aufzeigen, wie wir beginnen können, unsere Sichtweise der Realität zu verändern.

Die Realität ist nicht substanziell und dauerhaft. Die wahre Natur der Realität können wir schätzen, wenn wir „frei von Gedanken, aber dennoch klar wahrnehmend" verweilen. Das unterscheidet sich von unserer gewöhnlichen Perspektive, bei der wir meinen, dass wir die Information nicht verarbeiten könnten, wenn wir keine Gedanken oder Konzepte über eine Erfahrung hätten. Wir sollten die Angst überwinden, „keine Gedanken zu haben" würde bedeuten, dass wir nicht funktionieren könnten. Diese Angst ist unbegründet.

Viele Menschen – Philosophen, Wissenschaftler und spirituell Suchende – haben zu beschreiben versucht, wie unser Geist wirklich ist. Es ist schwierig, genau zu definieren, was wir mit dem Begriff *Geist* meinen. Wir können uns meiner Meinung nach alle darauf einigen, dass unser Geist fähig ist zu erleben. Und wir können den Geist als „nicht fassbar und dennoch mächtig" beschreiben. Wir nennen den Geist nicht fassbar, weil wir ihn nicht mit unseren Augen sehen, unseren Ohren hören oder in Händen halten können. Das ist die Bedeutung von nicht fassbar. Dennoch ist er mächtig aufgrund der Fähigkeit, entweder Gutes oder Schlechtes hervorzubringen.

Buddha beschreibt den Geist als „leere Erkenntnisfähigkeit", was bedeutet, dass die Natur des Geistes jedes fühlenden Wesens leer, aber gleichzeitig wach und gewahr ist. Was bedeutet *leer* in diesem Zusammenhang? Etwas ohne Gestalt, Form oder Farbe wird von dem Wort leer angemessen beschrieben. Das Wort leer kann zum Beispiel die Luft oder den Raum vor uns beschreiben. Weil der Raum um uns herum keine Gestalt, keine Form und keine Farbe hat, könnten wir ihn *leeren Raum* nennen. Wir könnten fragen, ob es wirklich so etwas wie Raum gibt oder ob es angemessener wäre zu sagen, Raum existiere gar nicht. Falls Sie anerkennen, dass es so etwas wie Raum gibt, können Sie auf ihn deuten? Ja oder nein? Wenn Sie nicht auf ihn deuten können, bedeutet das dann, der Raum existiere nicht? Wenn wir die Wahl haben zu sagen, es gebe so etwas wie Raum oder es gebe ihn nicht, dann müssen wir sagen: es gibt Raum, da führt kein Weg daran vorbei.

Wenn Sie antworten, der Raum existiere nicht, weil wir ihn nicht sehen können, wie wissen Sie dann, ob eine Tür offen oder geschlossen ist? Wenn Sie auf der anderen Seite einer Türöffnung keinen Raum sehen könnten, könnten Sie sich nicht sicher sein, ob Sie hindurchgehen können. Wenn Sie aber durch die Türöffnung blicken, sehen Sie, wie auf der anderen Seite Raum ist. Da das so ist, müssen Sie zugeben, dass Sie Raum sehen können und er also existiert. Deshalb können wir uns darauf einigen, dass wir Raum sehen können.

Wir können das Wort „sehen" in zwei Bedeutungen benutzen. Wir können sagen, wir „sehen", weil in der Tat ein Objekt vorhanden ist, das wir sehen. Aber wenn nichts vorhanden ist, können wir auch sagen, wir „sehen", dass da nichts ist. Wenn kein sichtbares Objekt vorhanden ist, sprechen wir daher nur widerstrebend von „Sehen". Die gewöhnliche Bedeutung des Wortes „Sehen" bezieht sich oft mehr auf die Beobachtung eines Objektes. Wir haben das Gefühl, wenn wir kein bestimmtes Objekt sehen können, sollten wir nicht von „Sehen" sprechen.

Aber aufgrund des Beispieles können wir uns darauf einigen, wie „Sehen" sich auch auf die Beobachtung bezieht, dass da in der Tat nichts zu sehen ist. Man kann sagen: „Ich sehe, dass da nichts ist." Obwohl Raum nicht gesehen werden kann, ist die Tatsache, dass da nichts zu sehen ist, auch eine gültige Erfahrung. Wir erleben den Raum, indem wir uns durch ihn hindurchbewegen. Wir wissen: Leerer Raum existiert. Warum? Wenn eine Tür offen ist, wissen wir: Auf der anderen Seite ist leerer Raum. Er ist nichts Substanzielles. Wir nehmen den offenen Raum wahr und sind uns sicher, wir könnten durch die Türöffnung in diesen offenen Bereich gehen, ohne mit dem Körper irgendwo anzustoßen. Wir sind uns sicher aufgrund unserer vergangenen Erfahrungen – wir sind vorher schon durch die Tür gegangen.

Ich sage das, weil es bedeutet, es ist möglich zu „sehen", wenn es da auch nichts zu sehen gibt. Wir können die bestätigende Erfahrung machen, dass da nichts ist. Wir tun es jeden Tag. Wir wissen, dass Raum existiert, obwohl wir ihn nicht sehen oder fassen können.

Als Buddha sagte, der Geist sei leere Erkenntnisfähigkeit, meinte er, dass da kein wirkliches Phänomen zu sehen oder zu fassen sei, welches wir „Geist" nennen könnten, dennoch sei der Geist gleichzeitig in der Lage zu erleben – er existiere. Diese leere Qualität unseres Geistes ist nichts, was wir entwickeln müssen. Der Geist ist bereits von Natur aus und seit Anbeginn leer. Wir müssen ihn nicht leer machen. Obwohl der Geist von Natur aus leer und ohne Substanz ist, ist er gleichzeitig fähig, alles, was geschieht, auf ganz freie und offene Weise zu erleben oder wahrzunehmen. Das ist es, was wir „Erkenntnisfähigkeit" nennen.

Wenn die Erkenntnisfähigkeit unseres Geistes an dem, was sie erlebt, anhaftet und festhält, wird dieses Festhalten zur Grundlage dafür, dass es zu egoistischen Emotionen kommt, wie schon im letzten Kapitel bemerkt. Wenn die erkennende Eigenschaft des Geistes jedoch an nichts festhält, sondern nur offen erlebt, nennt man das *ursprüngliche Wachheit*. Man kann es auch *allwissende Weisheit* nennen.

Der Geist ist leer und kann dennoch erkennen. Wenn man dieser leeren Erkenntnisfähigkeit nicht erlaubt, in irgendeiner Weise anzuhaften, so wird das der erwachte Zustand eines Buddha genannt. Es ist ein Zustand, in dem kein auf Verwirrung und ich-bezogenen Emotionen beruhendes Karma gebildet wird. In dem Moment aber, in dem die erkennende Eigenschaft an irgendeiner Vorstellung festhält, entstehen verwirrte, ich-bezogene Gefühle und karmische Handlungen.

Wie können wir also dazu kommen, grenzenloses Mitgefühl zu erleben? Und wie entwickeln wir Intelligenz und Gewahrsein, die vollkommen offen und vorurteilsfrei sind? Sowohl die Intelligenz als auch das Mitgefühl entstehen direkt aus unserer leeren Erkenntnisfähigkeit, wenn sie nicht anhaftet. Das ist nichts, was man durch bloßes Hören verstehen könnte. Man muss es erleben. Wie gelangen wir zu dieser Art von Erfahrung? Wir beginnen damit, indem wir uns erlauben, locker und entspannt zu sein. Je offener und entspannter wir sein können, um so mitfühlender und intelligenter werden wir. Wir können uns darin üben, offen und entspannt zu sein. Damit werden wir uns in den folgenden Kapiteln dieses Buches befassen.

Es gibt zwei Aspekte voll entwickelter Intelligenz oder der Intelligenz eines Buddha. Der eine besteht darin, die Natur der Dinge klar zu sehen, die Dinge genau so zu sehen, wie sie sind. Der andere besteht darin, alles, was existiert, klar und unterscheidend wahrzunehmen. In der buddhistischen Philosophie nennt man diese beiden Aspekte von Intelligenz „das Wissen um die Dinge in ihrer nicht-bedingten Natur, so wie sie sind" und „das Wissen um die bedingte Wahrnehmung der Phänomene in all ihrer möglichen Vielfalt".

Diese Definitionen mögen für die meisten Menschen sonderbar klingen. Es hilft vielleicht, wenn ich sie ein bisschen näher erkläre.

Von den beiden Aspekten der Intelligenz - dem Wissen um die Natur der Dinge und dem Wahrnehmen aller Dinge – beschäftigt sich die Wissenschaft hauptsächlich mit letzterem. Wenn wir unsere Umwelt wissenschaftlich untersuchen, haben wir das Gefühl, dass die realen Tatsachen offensichtlich sind – dass sie so existieren, wie sie uns erscheinen. Buddha hat auch über die Realität Belehrungen gegeben, aber er beachtete dabei beide Aspekte von Intelligenz. Wie wäre es, wenn wir Zeit und Materie untersuchen würden? Wenn wir sie nicht sehr genau hinterfragen und untersuchen, erscheint es, als ob Zeit und Materie wirklich existierten. Wenn wir aber genau hinsehen, können wir nirgendwo etwas finden, was tatsächlich „Zeit" oder „Materie" wäre.

Nehmen wir ein einfaches Beispiel. Im Moment sitzen Sie wahrscheinlich in einem so genannten Raum. Versuchen Sie jetzt, mit dem Finger auf „den Raum" zu zeigen. Was auch immer sich in der Richtung befindet, in die ihr Finger zeigt, kann nicht als „der Raum" betrachtet werden. Richtig? Die Decke ist nicht „der Raum", der Boden ist nicht „der Raum", die Wand ist nicht „der Raum", das Fenster ist nicht „der Raum" und die Tür ist nicht „der Raum". Auch die Dinge, aus welchen der Raum gemacht ist, sind für sich genommen nicht der Raum.

Tapeten sind nicht „der Raum", Ziegel sind nicht „der Raum", Holz ist nicht „der Raum". Aber wenn all diese verschiedenen Baumaterialen zusammengefügt und auf eine bestimmte Weise angeordnet sind, entwickeln wir ein Konzept, dass wir uns in etwas befinden, was „Raum" genannt wird. Dann glauben wir, dass dieser Gedanke wahr ist – dass da wirklich etwas ist, das eine inhärente, separate Existenz namens „Raum" besitzt.

Die gleiche Art von Analyse können wir auch auf den Wahrnehmenden anwenden. Wer ist es, der diesen Raum wahrnimmt oder dieses Buch liest? Die Person, die dieses Buch liest, wird Mensch genannt. Was meinen wir eigentlich mit dem Begriff Mensch? Wir könnten sagen, ein Mensch besteht aus einem Körper, einer Stimme und etwas Erkennendem, was wir Geist nennen. Das hört sich doch korrekt an, nicht wahr? Aber was ist ein menschlicher Körper wirklich? Und wo ist er? So lange wir das nicht allzu genau untersuchen, ist es ganz einfach, eine Antwort zu geben. Da haben wir keine Zweifel. Alles vom Scheitel bis zur Sohle nennen wir „den Körper". Das wissen wir alle. Aber wenn wir uns dafür entscheiden, den Körper so zu definieren, ist das ziemlich bescheiden. Wenn wir sehr genau sind, ist es schwierig, den menschlichen Körper zu definieren und festzumachen.

Konzentrieren Sie sich für einen Moment auf den obersten Teil des Körpers vom Scheitel bis zum Nacken. Er ist für sich allein nicht der Körper. Er wird nicht als „Körper", sondern als „Kopf" bezeichnet. Dann haben wir Teile mit den Namen „Brust", „Bauch", „Beine", „Hände" und „Arme". Keiner von ihnen würde, wenn man sie abnähme und anderswo hinlegte, für sich genommen als „der Körper" bezeichnet werden. Wenn wir jedoch all die Teile wieder zusammenfügen würden, dann würden die Leute sagen: „Oh, ein Körper". Das ist recht sonderbar.

In der gleichen Weise hat jeder von uns ein Gesicht. Gesichter sind aus einem gewissen Blickwinkel ziemlich ähnlich. Jeder hat eine Nase. Ich glaube, es gibt niemanden mit zwei Nasen. Wir haben alle zwei Augen und nicht drei. Unter diesem Aspekt sind wir uns ziemlich ähnlich. Die Definition des Wortes *Gesicht* ist nicht die gleiche wie die des Kopfes und auch nicht die gleiche wie die des Nackens. Sie bezieht sich nur auf die Vorderseite des Kopfes. Gewöhnlich zählen die Ohren nicht dazu. Nur der vordere Teil wird „Gesicht" genannt.

Das ist recht einfach. Versuchen Sie jetzt mit einem Finger auf Ihr Gesicht zu deuten. Der Finger wird auf Ihre Nase zeigen. Oder Ihre Wange. Oder ein Auge. Wo auch immer Ihr Finger hinzeigt, wird der Teil anders bezeichnet. Wir scheinen jedoch keinen Zweifel daran zu haben, dass wir, wenn wir jemand anderen anschauen, sein Gesicht sehen. Hinterher können wir überzeugt sagen: „Ich habe sein oder ihr Gesicht gesehen." Wir hegen keinerlei Zweifel daran, dass wir jemandes Gesicht gesehen haben. Lassen Sie mich hier einen gewissen Zweifel erheben.

Wir haben aufgrund des Vorhandenseins unserer Augen eine so genannte Sehfähigkeit. Unsere Sehfähigkeit ist sehr kompetent. Von der Stelle aus, wo ich im Moment sitze, kann ich eine ganze Bergkette sehen. Wenn Sie diese Berge sehen, werden Sie denken: „Ich sehe Berge. Sie sind schön. Eine herrliche Landschaft." Das hört sich richtig an, nicht wahr?

Wir sehen jedoch nicht die ganze Bergkette. Wir können nicht einmal einen Berg auf einmal sehen. Und in Wirklichkeit können wir nicht einmal das Gesicht eines einzigen Menschen sehen. Versuchen Sie sich jetzt das Gesicht einer Person anzusehen. Es ist gleichgültig, ob sie sich jemanden aus einem gewissen Abstand oder aus der Nähe anschauen. Sie können auch Ihr eigenes Gesicht in einem Spiegel betrachten. Richten Sie jetzt Ihre ganze Aufmerksamkeit auf die Stirn. Können Sie jetzt, wo Sie sich auf die Stirn konzentrieren, das Kinn gleichzeitig sehen? Wenn Sie die rechte Wange aus der Nähe betrachten, können Sie dann die linke Wange im gleichen Moment sehen? Können Sie überhaupt die ganze Nase auf einmal sehen? Können wir überhaupt sagen, dass wir die ganze Nasenspitze auf einmal sehen? Wenn wir auf diese Weise zu untersuchen beginnen, wird es fraglich, ob das, was abläuft, tatsächlich die Bezeichnung „sehen" verdient. Das kann auch auf den Prozess des Hörens, Schmeckens oder Fühlens übertragen werden. Eigentlich findet da etwas recht Merkwürdiges statt.[3] Aber solange wir es nicht allzu genau untersuchen, scheint es, als ob unsere Wahrnehmungsweise einfach etwas Alltägliches, Normales wäre.

Man kann die Realität also vielleicht auf zwei Arten verstehen: einmal so, wie man sie wahrnimmt (wie die Dinge zu sein scheinen) und einmal so, wie sie wirklich ist (wie die Dinge wirklich sind) – in ihrer scheinbaren und in ihrer wirklichen Existenzweise. Bei der Weise, wie man sie wahrnimmt, kommt keine Frage darüber auf, was ich anschaue. Ich sehe Berge vor mir. Aber in Wahrheit ist da grundlegend wirklich nichts Reales, was wahrgenommen wird, und es ist auch kein wirklicher Wahrnehmender vorhanden. Das ist es, was Leerheit genannt wird. Es wird auch „die Natur der Dinge" genannt.

Das bedeutet: Alles was wir wahrnehmen ist das Ergebnis einer vorausgehenden Bedingung oder eines Zusammentreffens von Umständen. Wenn etwas nur als das Ergebnis einer vorausgehenden Bedingung auftritt, bedeutet das, es fehlt ihm an wahrer, unabhängiger Identität. Es ist leer.

Dieses Fehlen einer unabhängigen Identität kann auch auf die Vorstellung von Zeit angewendet werden. Von der Vergangenheit kann man nicht sagen, sie würde noch existieren, weil sie schon vergangen ist. Die Zukunft existiert nicht, weil sie noch nicht eingetreten ist. Den gegenwärtigen Augenblick kann man auch nicht festmachen, weil der Moment, in dem man einen Augenblick als die Gegenwart definiert, dann bereits in die Vergangenheit entwichen ist. „Zeit" existiert nur, weil wir unsere Erlebnisse im Geist bewahren.

Worum geht es bei dieser Diskussion? Um einen wichtigen Punkt. Wenn wir irgendeinem Gedanken, der sich in unserem Bewusstsein entwickelt, freien Lauf lassen, verwickeln wir uns bloß unfreiwillig in diesen Gedanken. In diesem Moment sind wir kein spirituell Praktizierender. Wir sollten anders herangehen. Natürlich werden Gedanken aufkommen. Aber wir sollten sie nicht wie ein gewöhnlicher Mensch erleben. Wir sollten uns darum bemühen, die Dinge so zu sehen, wie sie wirklich sind, und nicht so sehr anhaften an vorübergehenden Gefühlen und Gedanken. Wenn unsere Verwicklung in vorübergehende Gedanken und Emotionen abnimmt, werden unsere inhärente Weisheit und unser uns innewohnendes Mitgefühl anwachsen.

Buddha hat sehr klare Belehrungen über den Ursprung von Mitgefühl und Weisheit gegeben. Das Nichtvorhandensein von Gedanken und Konzepten lässt den spontanen Ausdruck von Mitgefühl und Weisheit zu. Das ist unsere grundlegende Natur.

Das Wort „Buddha" bedeutet „gereinigt und vervollkomm-net" und das, was vervollkommnet wird, sind Mitgefühl und Weisheit. Das gilt nicht nur für den Buddha, sondern auch für uns. Wir sind zu Weisheit und auch zu Mitgefühl fähig. Aus diesem Grund können wir ebenfalls Buddhas werden, wenn wir diese Fähigkeit üben und entwickeln. Das nennt sich „der Buddha, der von Innen her auftaucht" – aus unserem Inneren – weil wir alle das Potential zur Reinigung und zur Vervollkommnung besitzen. Ein spirituell Praktizierender kann kein höheres Ziel haben, denn gibt es kein höheres. Wir werden Buddhas, wenn wir ein Potential erkennen und ausbilden, das bereits in uns allen vorhanden ist.

9

Eine mitfühlende
Einstellung entwickeln

Wir haben schon früher erwähnt, dass die Menschen unter allen fühlenden Wesen die größten Fähigkeiten besitzen. Diese Fähigkeiten erwachsen aus unserem Geist, einem Geist, welcher denken kann – tugendhafte und untugendhafte Gedanken. Wenn man in bestimmten Bahnen denkt, so erzeugt das im Laufe der Zeit eine Gewohnheit. Wenn diese Gewohnheit heilsam ist, kann man unglaublich Gutes tun. Wenn jedoch unheilsame oder negative Gedanken zur Gewohnheit werden, können wir letzten Endes Schaden anrichten.

Deshalb sollten wir am Morgen beim Erwachen unser Bestes tun, um uns als Erstes einen edlen Gedanken durch den Kopf gehen zu lassen – den aufrichtigen und intensiven Gedanken, Gutes tun zu wollen. Wir sollten unseren ersten Gedanken am Morgen zu dem tiefen Wunsch werden lassen, anderen Wesen von Nutzen zu sein. Dann kann die Kraft, die durch diese positive Absicht erzeugt wird, uns während des Tages begleiten.

Wir könnten es sogar noch besser machen. Wir können nicht nur beim Aufstehen eine positive, edle Absicht entwickeln, sondern uns so oft wie möglich während des Tages an diesen Gedanken erinnern. Das ist noch effektiver. Warum? Wenn die heilsame Einstellung, die wir am Morgen entwickeln – dieser Entschluss – nicht besonders stark ist, können wir ihn leicht vergessen. Wenn jedoch ein Gedanke oder die Absicht, auf eine bestimmte Weise zu denken, stark ist und tief empfunden wird, löst er beziehungsweise sie sich nicht so leicht auf. Wir haben alle schon erlebt, wie ein tiefes Gefühl – sei es nun positiv oder negativ – uns den ganzen Tag und die ganze Nacht lang begleiten kann, ob wir es wollen oder nicht. Wenn also unser erster Gedanke am Tag nicht nur edel ist, sondern wir ihn tief und aufrichtig empfinden, kann er die Atmosphäre für den gesamten Tag prägen.

So können wir auch unseren Schlafzustand positiv beeinflussen. Immer wenn wir uns schlafen legen, ob es nun spät abends ist oder zu einer anderen Zeit, ist da ein kurzer Zeitabschnitt, in dem wir gerade einschlafen. Wir nennen es „Einschlafen", aber das, was wirklich passiert, ähnelt einem kleinen Tod. Auf welche Weise ähnelt das Einschlafen dem Sterben? Die Ähnlichkeit besteht darin, dass die Wirklichkeit unserer Tagesexistenz verschwindet und die fünf Sinne eine Zeit lang aufhören zu funktionieren. Wenn eine Person in tiefen Schlaf sinkt, ist das, was da liegt, wie ein atmender Leichnam. Das Aufwachen am Morgen ist ähnlich: wie zum ersten Mal in diese Welt hineingeboren zu werden, weil die Kontinuität unseres Bewusstseins scheinbar unterbrochen war. Unmittelbar bevor wir einschlafen, ist immer ein letzter Gedanke vorhanden. Wir können versuchen, diesen letzten Gedanken einen edlen, wohlwollenden Gedanken sein zu lassen. Wenn wir das fertig bringen, kann die Qualität dieses Gedankens unseren ganzen Schlafzustand durchdringen. Diese Möglichkeit besteht. Dann können wir von einem spirituellen Standpunkt aus sagen, dass unser Schlaf tugendhaft geworden ist.

Wir könnten ebenso ohne einen besondere Einstellung einschlafen – ohne eine üble, ohne eine edle, einfach nur mit einer neutralen. Wenn das der Fall ist, wird der Schlaf keinen bestimmten Nutzen oder Schaden bringen. Wenn unser letzter Gedanke egoistisch oder gar feindselig ist, dann speist dies den Schlafzustand mit unheilsamen Emotionen. Das ist nur eine simple Überlegung, aber eine wichtige. Ohne allzu große Schwierigkeiten, ohne allzu große Mühe, können wir sicher stellen, dass ein bedeutsamer Teil unseres Lebens von tugendhaften Werten erfüllt wird. Ist das nicht eine angenehme Vorstellung?

Wenn wir während des Tages aufgebracht und wütend sind, könnte es dazu kommen, dass wir diese Gefühle in der Nacht wiederholen. Wenn wir tagsüber deprimiert sind oder Schmerzen haben, werden wir diese Gefühle vielleicht im Traum wieder erleben. Traumatische Ereignisse – verbunden mit intensiver Angst oder einem Schock – können ebenfalls während des Träumens wieder erlebt werden. Der Widerhall von Ereignissen in unserem Leben kann sehr stark sein und zu emotionalen Gewohnheiten oder Mustern führen. Glücklicherweise besitzen wir die Macht, unsere Gewohnheitstendenzen bewusst zu formen. Denkgewohnheiten werden durch das erschaffen, was in unserem Geist vorherrscht. Wenn wir uns deshalb eine edle Einstellung angewöhnen, kann diese zu unserem vorherrschenden Geisteszustand werden.

Wenn wir mit einer tugendhaften oder edlen Geisteshaltung einschlafen, sind die Chancen größer, dass der erste Gedanke, der uns beim Erwachen durch den Kopf schießt, auch ein tugendhafter oder edler ist. Das ist ein Aspekt von Karma – das karmische Ergebnis des bewussten Einpflanzens eines Gedankens in unseren Geist. Als Auswirkung dieses ersten bewussten Gedankens kann ein neuer Gedanke auftreten, der den ersten Gedanken widerspiegelt. Es ist nicht der gleiche Gedanke, aber einer, der sich aufgrund der Kraft des vorhergegangenen ganz ähnlich anfühlt. So werden Gewohnheiten geformt. Wenn Sie zutiefst unglücklich einschlafen, wird im Moment des Erwachens ein Rest dieses Gefühls übrig sein. Es ist nicht wahrscheinlich, dass Sie, wenn Sie traurig einschlafen, voller Freude erwachen, oder?

Wenn wir voller Freude und Vergnügen einschlafen, ist die Chance größer, dass etwas von diesem Gefühl beim Erwachen wieder an die Oberfläche kommt. Dies zeigt etwas Wesentliches darüber auf, wie der Geist funktioniert. Dieses Wissen können wir in unserem Wachzustand gut nutzen. Es kann zum Beispiel sehr nützlich sein, sich bewusst über andere zu freuen und freundliche Gefühle ihnen gegenüber hervorzubringen – die

Gefühle, die wir mit einem edlen Geist in Verbindung bringen. Denn während solch ein Geisteszustand natürlich segensreich für andere ist, nützt er gleichzeitig uns selbst. Wenn wir den Nutzen davon in ökonomischen Begriffen ausdrücken sollten, könnten wir sagen, dass wir einen beträchtlichen Gewinn aus einer kleinen Investition ziehen.

Wir können jeden einzelnen Moment eine mitfühlende, edle Haltung einnehmen, und wenn wir das konsequent tun, können wir beobachten, dass unser Geisteszustand allmählich von Kontinuität und Kraft durchdrungen wird. Mitgefühl ist nur ein Gedanke, ein Geisteszustand. Ebenso sind Böswilligkeit oder üble Absichten auch nur ein Geisteszustand. Folglich können wir, indem wir bewusst und konsequent mitfühlende Gedanken wählen, mitfühlendere Menschen werden.

Wir bezeichnen Menschen oft als gut oder als unangenehm. Aber auf welcher Basis fällen wir solche Urteile? Wir denken vielleicht, dass die Persönlichkeit eines Menschen von Natur aus gut oder schlecht sei. Aber was wir wirklich sehen, sind seine geistigen Neigungen – die Gewohnheiten, die er ein Leben lang gepflegt hat. Mit anderen Worten, wir beurteilen, ob ein Mensch sich edle oder unedle Gepflogenheiten angewöhnt hat. Es sind unsere Gewohnheiten, nicht der Kern der Persönlichkeit, die uns zu dem machen, was wir sind. Deshalb ist es extrem wichtig, sich heilsame Geisteszustände anzugewöhnen. Wenn wir uns daran gewöhnen, eine edle Haltung beizubehalten, erleben wir allmählich, wie ein altruistisches Herz heranreift, das von jeglichen Einschränkungen und Begrenzungen befreit ist. Die Grundlage für diesen altruistischen, erwachten Geist ist bereits in allen von uns vorhanden.

Einer der ersten Schritte, um mitfühlender zu werden, besteht also darin, dass man auf drei Weisen mit seinen Gewohnheitstendenzen arbeitet. Als Erstes versucht man negative Einstellungen in neutrale umzuwandeln, als Zweites neutrale Einstellungen in positive und heilsame. Und schließlich wandelt man den heilsamen Geisteszustand in gedankenfreie Wachheit um. Klingt das schwierig? Die meisten guten Dinge sind nicht einfach. Es scheint oft leichter zu sein, unheilsam zu handeln, wohingegen es extrem schwierig sein kann, edel zu sein. Es ist ebenfalls schwer, wesentliche Fortschritte zu machen, wenn man sich nur ein wenig anstrengt. Ein edles Herz zu entwickeln erfordert Bemühungen, aber es ist äußerst sinnvoll. Die Mühe, die Sie investieren, wird von gewaltigem Nutzen sein.

IO

Der Schlüssel zum Mitgefühl

Güte und Mitgefühl sind Geisteszustände, die sehr rein und klar sind. Wenn der Geist diese Art von Klarheit und Reinheit erlangt, bewirkt das, dass er stärker auf andere wirkt. Ich habe einmal eine Geschichte von einem Kind gehört, das unter einem schweren Auto eingeklemmt war und dessen Mutter es fertig brachte, das Auto von ihm zu wegzuheben. Die Liebe der Mutter zu dem Kind war so groß, dass sie ihrem Körper für den einen notwendigen Moment übermenschliche Kraft verlieh. Dies ist ein Beweis für die Kraft der Liebe und Zuneigung.

Tief empfundene Güte und Mitgefühl erzeugen geistige Klarheit und ein Gefühl der Präsenz für den Menschen, der einem am Herzen liegt. Wenn einem Arzt oder einer Krankenschwester eine Person wirklich am Herzen liegt, können diese Gefühle eine Aufmerksamkeit bewirken, die es unwahrscheinlicher macht, dass sie Fehler begehen oder falsche Urteile treffen. Diese Güte und Anteilnahme flößen auch dem Patienten Zuversicht ein. Dann kann er sich entspannen und in einer schwierigen Situation leichter fühlen. Wenn der Arzt ein ehrliches, freundliches Gesicht hat und seine Worte wahre Anteilnahme und Fürsorge ausdrücken, dann fühlt der Kranke das hundert Mal intensiver als jeder andere Mensch.

Wenn jemand, der Angst hat und sich Sorgen macht, den liebevollen Worten und dem freundlichen Gesicht eines fähigen Arztes begegnet, können in ihm Zuversicht und Vertrauen entstehen. Ich habe oft gehört, dass die Chancen für eine schnellere

Heilung größer sind, wenn der Patient diese Art von Vertrauen besitzt.[4] Mehrere Ärzte haben mir erzählt, dass das Ergebnis von Operationen viel besser ausfällt, wenn vor solch einem Eingriff ein gegenseitiges Vertrauen zwischen dem Chirurgen und dem Patienten aufgebaut wurde. Dies ist ein weiteres Beispiel für die Macht der Freundlichkeit und des Mitgefühls.

Ein anderer Vorteil echter Fürsorge für Ihre Patienten ist der, dass Sie dadurch schöpferischer denken können. Sie werden sich wichtige Informationen leichter ins Gedächtnis zurückrufen können. Sie werden sich an Dinge erinnern können, die sie sonst vielleicht vergessen hätten, und Sie werden in der Lage sein, Wege zu wählen, auf die Sie vorher nicht gekommen sind. Auf diese Weise können Ihnen Mitgefühl und Güte tatsächlich helfen, intelligenter zu funktionieren.

Wenn wir uns ärgern, gereizt oder sogar wütend sind, können wir nicht so gut funktionieren, wie wir es gerne würden. In solchen Situationen riskieren wir Dinge zu sagen oder zu tun, die wir sonst nicht sagen oder tun würden. Wenn wir zornig sind, besteht die Gefahr, dass wir Dinge sagen, an die wir in einer gewöhnlichen Situation nicht einmal im Traum denken. Wut kann eine sehr starke negative Kraft besitzen. Positive Emotionen besitzen große Kraft, aber negative können ebenfalls stark sein.

Wenn Freundlichkeit und Mitgefühl mit der Klarheit von Intelligenz verbunden werden, ist die vereinte Kraft wirklich unglaublich. Aber woher kommen diese Qualitäten von Freundlichkeit, Mitgefühl und Intelligenz? Sind sie etwas, das wir schon besitzen? Ganz bestimmt. Mitgefühl und die Fähigkeit zu Intelligenz sind etwas, was jeder Mensch, jedes Tier und jedes andere Wesen bereits besitzen. Es sind dem Geist innewohnende Qualitäten. Man kann sagen, das Licht des Mitgefühls scheine bereits, so wie der Mond, der schon am Himmel aufgegangen ist. Es passiert jedoch von Zeit zu Zeit, dass dunkle Wolken – des Egoismus, der Böswilligkeit und anderer negativer Emotionen – den Mond verdunkeln. Unsere Aufgabe besteht darin, diese Wolken der Böswilligkeit, des Betrugs und der Rivalität vom Himmel verschwinden zu lassen. Wie können wir das bewerkstelligen?

Wir müssen uns darin üben, mitfühlend zu sein. Das Training braucht nicht buddhistisch zu sein. Da das Mitgefühl unserer Natur innewohnt, besteht das Training in Mitgefühl im Beseitigen der Wolken – der Verdunkelungen, die unser natürliches Mitgefühl nicht hervorleuchten lassen. Der grundlegendste Schritt in dieser Hinsicht besteht darin, sich entspannen zu lernen. Jeder gute Rat und jedes gute System, das Ihnen hilft, Ihren Geist tief entspannen zu lernen, ist von Nutzen. Wenn wir uns einfach von tief innen her entspannen, werden wir, ob wir nun einem spirituellen Weg folgen oder irgendeine Religion praktizieren, sicherlich keinem spirituellen System zuwider handeln. Das ist der erste Schritt.

Wie entspannen wir unseren Geist? Jede Methode und Technik, die funktioniert, ist gut. Die besten Methoden sind jedoch natürliche. Es gibt Drogen, die einem helfen sollen, sich geistig zu entspannen. Sie funktionieren wahrscheinlich bis zu einem gewissen Grad. Aber wäre es nicht praktischer, wenn sich der Geist selbst entspannen könnte, ohne von einer äußeren Substanz abhängig zu sein? Ich denke, wir sind uns darin einig, dass es besser und hilfreicher wäre, wenn der Geist sich selbst entspannen könnte. Wie gehen wir also vor?

Wir müssen versuchen, uns körperlich wohl zu fühlen – je entspannter wir sind, desto besser. Aber es wäre nicht genug, körperlich entspannt zu sein und sich mental immer noch angespannt oder aufgeregt zu fühlen. Es ist wichtiger, geistig entspannt zu sein. In der Tat wird sich der Körper automatisch auch entspannen, wenn wir geistig ganz entspannt sind. Wie beginnen wir also unseren Geist zu entspannen? Solange wir uns weiter mit dem endlosen Fluss unserer Gedanken beschäftigen, entspannt sich der Geist nicht. Der Geist lockert und entspannt sich in dem Maße, wie wir unsere geschäftige Verstrickung in Gedanken aufgeben.

Es ist üblich, dass man Arbeitsperioden durch Ferienzeiten unterbricht. Genauso können wir bei der Integration unseres Trainings in unsere täglichen Aktivitäten vorgehen. Wir können einen Kurzurlaub von unseren normalen Aktivitäten nehmen und diese Pause die Trainingssitzung nennen. Während des Urlaubs brauchen wir uns um nichts Sorgen zu machen – wir können unsere täglichen Aufgaben und Verpflichtungen vergessen. Genauso ist eine Trainingssitzung eine Pause, während der wir unsere Beschäftigung mit den Gedanken sein lassen können. Sagen wir mal, dass wir täglich fünfzehn Minuten Pause machen, während der wir uns erlauben, uns körperlich und geistig nur zu entspannen. Diese Art von Pause bringt eine Wirkung hervor, die für den Rest des Tages anhalten kann. Sie ermöglicht es uns, in vielen verschiedenen Situationen wieder eine Verbindung zu diesem Gefühl von Leichtigkeit und Wohlbefinden herzustellen.

Was üben wir? Wir üben unseren Geist darin, sich um nichts Sorgen zu machen und Hoffnung und Furcht in Bezug auf alles, was sich in unserem Leben abspielt, loszulassen. Wir üben uns auch darin, nicht urteilend zu sein, keine Urteile hinsichtlich dessen zu fällen, was wir mögen und was nicht. Wenn wir uns von etwas oder jemandem anziehen lassen, lassen wir uns von dieser Anziehung oft überwältigen. Wenn wir uns dieser Anziehung vollkommen hingeben und unserem Verlangen nachgehen, erzeugt das intensiven Stress, besonders wenn wir das Objekt unserer Begierde nicht erlangen können. Das gleiche gilt, wenn wir etwas nicht mögen. Der Versuch, jemanden oder etwas zu meiden, den oder das wir als unangenehm empfinden, verursacht uns ebenfalls Stress.

Was passiert, wenn wir dieses Vorgehen aufgeben? Was passiert, wenn wir damit aufhören, geistig dem nachzujagen, was wir mögen und das zu vermeiden, was wir nicht mögen? Was passiert, wenn wir uns einfach erlauben, uns geistig zu entspannen? Ein neutraler Geisteszustand kann allein schon zu einem Gefühl des Friedens führen. Eine Möglichkeit, neutrale Gefühle oder Gedanken zu haben, besteht darin, einfach nur unseren Atem zu beobachten. Den eigenen Atemfluss wahrzunehmen ist weder eine besonders attraktive noch eine widerwärtige Beschäftigung. Man braucht auch nichts hervorzubringen, das nicht schon vorhanden wäre – man atmet ja bereits. Deshalb können wir uns, wenn wir den Atem zur Entspannungsübung nutzen, einfach nur das beobachten, was ohnehin schon passiert. Wir atmen ein – es geschieht. Dann atmen wir aus – es geschieht ebenfalls. Auf diese Weise achten wir einfach auf etwas Neutrales. Wir fühlen uns automatisch wohler und entspannter. Wenn wir entspannt sind und uns mit uns selbst wohl fühlen, ist es viel leichter, spontan Güte und Mitgefühl zu empfinden. Es besteht eine Verbindung zwischen dem Gefühl von Entspannung und Mitgefühl. Wenn wir uns umgekehrt verkrampft und angespannt fühlen, ist es viel schwieriger, Mitgefühl und Freundlichkeit zu empfinden.

Wir haben gesehen, dass Anhaftung und Wut negative Emotionen sind, die unseren Geist unruhig machen können. Um uns tief entspannen zu können, dürfen wir nicht mit den heftigeren Emotionen von Anhaftung und Wut beschäftigt sein, und wir müssen auch frei sein von Vorlieben und Abneigungen, welche die gleichen Emotionen auf einer subtileren Ebene sind. Besessenheit und Raserei sind extreme Eskalationen von Anhaftung und Abneigung. Wenn wir es fertig bringen, zumindest von Besessenheit und Raserei frei zu sein, werden wir uns natürlich entspannter und wohler fühlen. Aber selbst wenn wir nur eine subtile Form von Vorliebe und Abneigung in unserem Geist hegen, hindert uns das daran, uns vollkommen entspannt zu fühlen. Deshalb ist es wichtig, ein Gefühl vollkommenen Gleichmuts anzustreben. Gleichmut bedeutet, nicht von Vorlieben und Abneigungen gestört zu werden.

Wenn wir entspannt sind, ist das ein angenehmes Gefühl – es fühlt sich einfach gut an, entspannt und locker zu sein. Möglicherweise reduziert geistiges Wohlbefinden auch Krankheiten. Vielleicht würden Sie weniger häufig krank werden. Wie Sie wissen, entstehen manche Krankheiten, wenn ein Ungleichgewicht zwischen dem Körper und der Umwelt herrscht. Manche Krankheiten beruhen auf einem Ungleichgewicht zwischen verschiedenen Faktoren im Körper. Wenn die Umgebung zu extrem ist, kann sie einen krank machen, und eine mangelhafte Ernährung kann auch zu Krankheit führen. Manche Arten von Krankheiten entstehen jedoch lediglich aufgrund des eigenen Geisteszustandes, wenn man zum Beispiel allzu verzweifelt ist oder zu viel

Kummer hat, zu viel Wut und Hass, oder sehr eifersüchtig ist. Diese starken Gefühle können einen physisch krank machen.

Jede Art von extremer Emotion, die man zu lange im Geist hegt, kann zu Krankheit führen. Es gibt also viele gute Gründe, weshalb ein entspannter Geisteszustand sehr wohltuend sein kann. Wenn es Ihnen ein Anliegen ist, anderen zu helfen, ist es besser, entspannt zu sein. Es ist auch von persönlichem Vorteil, entspannt zu sein – man fühlt sich einfach besser. Ein friedlicher Geist – ein friedlicher, gütiger und intelligenter Geisteszustand – ist also ein erstrebenswertes Ziel. Wir könnten auch sagen: „Ruhiger Geist, freundlicher Geist, klarer Geist." Wenn man ruhig ist, kann man liebevoll sein. Wenn wir es unserer Güte und unserem Mitgefühl erlauben, offen, unvoreingenommen und unbegrenzt zu sein, können wir ein größeres Gefühl an Klarheit und größere geistige Schärfe erfahren. Dies bringt uns zurück zu dem tiefgründigen buddhistischen Ausdruck, mit dem ich Sie schon früher bekannt gemacht habe: *von Mitgefühl durchdrungene Leerheit.* Jetzt können wir beginnen, seine tiefere Bedeutung wertzuschätzen.

Ich habe Ihnen vorgeschlagen zu üben, sich zehn bis fünfzehn Minuten am Tag mental zu entspannen. Aber was ist mit dem Rest des Tages, über diese fünfzehn Minuten hinaus? Wir müssen einen Weg finden, wie wir uns daran erinnern können, in allen Situationen und unter allen Umständen entspannt und präsent zu sein. Denn immer wenn wir uns mit uns selbst richtig wohl fühlen, ist das der wahre Urlaub. Genau in diesem Moment! Sie brauchen nirgendwo anders hinzugehen, um das zu verwirklichen. Sie müssen zeitlich nicht vorausplanen, um ein paar zusammenhängende Tage frei zu bekommen, an denen Sie versuchen, dieses Gefühl zu erlangen. Sie können sich dieses Erlebnis jederzeit und überall schenken – sogar wenn Sie auf der Toilette sitzen! Es erfordert weder große Anstrengungen noch große Ausgaben. Es ist in unmittelbarer Reichweite. Ist das nicht wunderbar?

Ein entspannter Geist ist in Wirklichkeit der echte Urlaub. Wenn Sie aus einem wirklich befriedigenden Urlaub zurückkommen, können Sie beobachten, dass sich Ihre ganze Stimmung verändert hat. Wenn der Urlaub gut verlaufen ist und Sie sich wirklich entspannen konnten, ist Ihr Stress verschwunden, und bei Ihrer Rückkehr sind Sie viel sanfter und freundlicher, fast wie verwandelt. Woher kommt das? Es ist das Ergebnis davon, dass Sie erfolgreich Urlaub von Ihren geschäftigen Alltagsgedanken genommen haben.

Wir müssen *lernen*, entspannt zu sein und uns wohl zu fühlen. Genügt es uns, nur ab und zu ein paar Momente lang Frieden zu haben? Es wäre viel besser, dauernd entspannt zu sein. Wie bewerkstelligt man das? Jede Fertigkeit, die wir erlernen, ist nur das Entwickeln einer neuen Gewohnheit. Wie entwickeln wir neue Gewohnheiten? Durch Trainieren, durch Üben. Menschen, die ohne irgendein Training Experten werden, sind sehr selten. Alles wird leichter durch Übung. Sich mit sich selbst wohl zu fühlen ist etwas, worin wir uns üben können und was durch Übung leichter wird.

Dies stellt sich jedoch nicht ein, wenn man sich nur mit der Theorie befasst, wie man entspannter sein könnte. Man muss es zur eigenen persönlichen Erfahrung machen. Wenn wir nun an das Entspannungstraining denken, kommt es uns vielleicht so vor, als ob wir für dieses Vorhaben keine fünfzehn Minuten am Tag übrig hätten. Möglicherweise verspüren wir auch einen gewissen Widerstand im Geist und denken: „Ich bin mir nicht sicher, ob ich das wirklich machen will." Solche Gedanken ändern nichts an der Tatsache, dass ein gewisses Maß an Übung von großem Nutzen sein kann, um sich wohl zu fühlen und zu entspannen. Sie können es nicht dadurch schätzen lernen, indem Sie nur etwas darüber lesen. Der volle Nutzen kann nicht durch Worte vermittelt werden. Eine Erfahrung davon können Sie nur durch eigenes Üben gewinnen.

II

Meditieren lernen

Bis jetzt habe ich nur über Entspannungstraining gesprochen. „Entspannungsübung" ist aber nur ein anderer Ausdruck für Meditation. Was meinen wir genau mit dem Begriff *Meditation*? Dieses Wort bezieht sich auf eine große Palette von Praktiken, aber aus buddhistischer Perspektive können wir sie alle zu nur zwei Arten zusammenfassen. Es gibt Meditation mit Anstrengung und Meditation ohne Anstrengung. Das mühelose Training ist vollkommener, effektiver, reiner und kann spontan alles überwinden, was überwunden werden muss. Deshalb ist es die beste Art.

Mühelose Meditation wird jedoch nicht wirksam sein, solange wir nicht gelernt haben, unsere grundlegende Natur zu erkennen. Wenn wir nicht in unserem grundlegenden Gewahrsein ruhen, werden wir immer wieder abgelenkt. Wir ärgern uns, wir halten fest, wir werden dumpf und haften an diesem und jenem. Wir sind so daran gewöhnt, die Welt als substanzielle Subjekte und Objekte zu erleben, dass wir das Gefühl haben, es gäbe keine andere Wahrnehmungsweise. Selbst wenn wir uns der Stärke unserer Gewohnheitsmuster bewusst sind und spontan, natürlich und unangestrengt zu sein versuchen, können wir sie nicht ganz loslassen. Es ist etwas anderes dazu notwendig. Wenn wir nicht mit unserer grundlegende Natur bekannt gemacht worden sind und nicht an sie gewöhnt sind, dann müssen wir vielleicht Meditationsmethoden anwenden, die Anstrengung erfordern, um uns an den Punkt heranzuarbeiten, an dem wir dann fähig sind, die mühelosen Methoden anzuwenden.

Glücklicherweise gibt es viele solche Methoden, unter denen man auswählen kann, Methoden, die über viele Jahrhunderte hinweg von Meditierenden erprobt worden sind. Eine gute Methode hilft uns sofort, unsere negativen Emotionen zu reduzieren und unsere eigentlichen Qualitäten zu vermehren.

Wenn wir beginnen zu meditieren, ist es wichtig, mit der richtigen Motivation anzufangen. Wir müssen die richtige Einstellung zu unserem Training entwickeln. Wir können etwa denken: „Gewiss, ich würde gerne ruhiger sein, aber meine Hauptabsicht ist es, mitfühlender zu werden, tiefere Einsicht, mehr Weisheit und Fürsorglichkeit zu entwickeln. Aus diesem Grund verwende ich diese Zeit auf das Meditieren: nicht nur um mir selbst zu nutzen, sondern auch zum Nutzen anderer. Ich möchte anderen helfen, klarer zu werden, liebevoller und fürsorglicher." Diese Art von Motivation ist wichtig, bevor wir meditieren. Und solch eine Haltung zu entwickeln ist an sich schon eine positive Handlung, eine gute Tat.

Genau das Gleiche gilt, wenn wir uns hinsetzen, um ein Buch über ein spirituelles Training zu lesen. Es ist wichtig, dass wir zuerst die richtige Geisteshaltung entwickeln, bevor wir beginnen, wenn wir wirklichen Nutzen aus unserer Bemühung ziehen wollen. Wir wollen ein Gefühl der Freude und Wertschätzung für die Gelegenheit entwickeln, uns spirituellen Studien widmen zu können, was schon an sich ein edles Unterfangen ist. Lesen Sie das Buch nicht wie ein x-beliebiges anderes, bei dem Sie sich zurücklehnen, nur teilweise aufmerksam sind und fast einschlafen. Setzen Sie sich in einer guten Haltung hin und achten Sie auf einen klaren und aufmerksamen Geist. Sie sollten das Buch genießen und bei sich denken: „Wenn in diesem Buch etwas Edles steht, möchte ich das in mein Leben übernehmen. Ich würde gerne das, was ich hier verstehe, zu meinem eigenen Nutzen und dem anderer verwenden." So kann man die tiefgründigen Punkte klarer verstehen, als wenn man sie nur auf ganz beiläufige Weise liest.

Ebenso sollten Sie, wenn Sie sich zum Meditieren setzen, zuerst einen Moment lang denken: „Wunderbar. Es ist mir gelungen, mir (zum Beispiel) fünfzehn Minuten Zeit zu nehmen für etwas wirklich Positives, und ich werde diese fünfzehn Minuten dafür verwenden, ein besserer Mensch zu werden. Das ist mein Ziel. Dadurch würde ich gerne zahllosen anderen Menschen helfen können, nicht nur einer bestimmten Anzahl, sondern unendlich vielen. Ich würde ihnen gerne allen mit den Qualitäten nützen, die sich eventuell aus dieser Praxis ergeben werden." Auf diese Weise entsteht Freude während der Meditationssitzung. Dann können Sie die Gelegenheit, so zu praktizieren und zu üben, wirklich wertschätzen.[5] Auf diese Weise wird Ihre Meditation viel effektiver und kann eher Resultate zeitigen.

Man sollte sich aus einem guten Grund zum Meditieren setzen. Durch Ihr Lesen, Ihr Studieren und Ihr Reflektieren werden Sie die Vorteile eines Entspannungs- beziehungsweise eines Meditationstrainings verstehen lernen. Wenn Sie diesen Gründen vertrauen, werden Sie überzeugter praktizieren können.

Wir wissen aus eigener Erfahrung, dass jeder Mensch gute und schlechte Seiten hat. Die gute Seite zeigt sich, wenn man klug, mitfühlend und freundlich ist. Diese Qualitäten wurzeln in der Tat wie Samen tief in unserer Natur. Wären diese Samen nicht vorhanden – dieses Potential zur Entwicklung unserer eigenen Weisheit und unseres Mitgefühls, wäre es absolut sinnlos, diese Qualitäten entwickeln zu wollen. Es wäre nicht möglich, denn ohne die Samen dieser Qualitäten besteht keine Möglichkeit, dass sie wachsen und sich entfalten. Buddha sagte, dass alle fühlenden Wesen Buddhas seien, ihr Geist aber vorübergehend von Verdunkelungen überlagert sei. Sind diese Verdunkelungen beseitigt worden, leuchten echte – gereinigte und vervollkommnete – Buddhas hervor. Unsere Buddha-Natur ist wie ein kostbarer Edelstein, der vorübergehend in den Schlamm gefallen ist – ein unbezahlbares Juwel, das im Moment nicht zu erkennen ist, weil es von Schmutz überzogen ist. Sein wahrer Wert ist nicht offensichtlich. Unsere grundlegende Natur ist dies kostbare Juwel und der Schlamm steht für unsere Anhaftung, unsere Wut und unsere Engstirnigkeit. Wenn die vorübergehenden Hindernisse beseitigt sind, haben wir Befreiung erlangt. Das Training in Meditation ist die Methode, mit der man die temporären Verdunkelungen beseitigt.

Ein entscheidender Punkt ist, wenn wir die temporären Verdunkelungen nicht als unerwünscht identifizieren, werden wir auch nicht versuchen sie zu beseitigen. Warum sollten wir daran arbeiten, etwas zu beseitigen, an dessen Existenz wir von vornherein nicht glauben oder das wir nicht als ein Problem sehen? Dies gehört zum Prozess, wenn wir die Gründe für das Üben in Meditation verstehen wollen. Wenn wir beginnen, die vorübergehenden Verdunkelungen als ein Problem zu sehen – als ein gewaltiges Problem – dann sind wir motiviert, etwas daran zu ändern.

Wenn Sie in einem Heilberuf arbeiten und jemandem begegnen, der nur leicht krank ist, nehmen sie das nicht so ernst. Das ist ganz natürlich. Wenn Sie jedoch auf einen Menschen mit einer wirklich schweren Krankheit treffen, verschwenden Sie keine Zeit. Sie greifen sofort ein und beginnen mit einer Behandlung. Ebenso ist es mit Ihren eigenen Verdunkelungen: Wenn Sie diese als ein ernsthaftes Problem erkennen, entwickeln Sie die natürliche Motivation, etwas dagegen zu tun.

Wir müssen uns auch auf unsere Qualitäten konzentrieren und sie wertschätzen. Wenn wir unsere Qualitäten nicht erkennen, ist es schwierig sie weiterzuentwickeln. Mit anderen Worten: Wir müssen die Verdunkelungen erkennen, die wir überwinden müssen, aber wir müssen auch die Qualitäten pflegen, die wir schon besitzen. Es ist sehr wichtig zu verstehen, dass unsere negativen Eigenschaften nicht inhärent existieren. Sie *können* beseitigt werden, aber sie verschwinden nicht von alleine. Wie manche Krankheiten entwickeln sich negative Züge aufgrund vorübergehender Umstände. In so einem Fall vergeht die Krankheit nicht ohne Eingreifen. Verwenden wir die Analogie der Krankheit, ist ein Arzt notwendig, Medizin ist notwendig und eine Behandlungsmethode ist notwendig. Man kann keinen Faktor weglassen, dies sind die Heilfaktoren. In ähnlicher Weise brauchen wir Lehrer, Erklärungen und Methoden, um Verdunkelungen zu beseitigen und unser Mitgefühl zu entwickeln.

Um von der „Krankheit" der vorübergehenden Verdunkelungen frei zu werden, müssen wir uns als Erstes wünschen, gesund zu werden – frei von negativen Eigenschaften. Lassen Sie uns gewisse emotionale Zustände – wie Gier, Hass, Engstirnigkeit – mit Samen vergleichen. Wir müssen erkennen, zu was sich diese Samen auswachsen könnten, wenn wir sie sich entwickeln lassen. Wenn die Früchte, die aus diesen Samen schließlich hervorgehen würden, schön, angenehm und zu genießen wären, wäre es gut. Aber sie sind es nicht. Die Früchte negativer Emotionen und Handlungen werden als Gifte betrachtet – wenn man sie isst, machen sie einen krank. Wenn man diese Emotionen zum Ausdruck bringt, machen sie andere unglücklich. Sie erzeugen sofort eine negative Atmosphäre und auf lange Sicht führen sie zum Unglücklichsein und zu Katastrophen. Der Wunsch, von negativen Emotionen frei zu werden, kommt von dem Verständnis, dass sie diese Art von Ergebnissen hervorbringen. Es ist eine ganz praktische Haltung.

Je mehr wir die Konsequenzen von negativen Emotionen erkennen und durchschauen können, um so aufrichtiger wird unser Wunsch, liebende Güte, Mitgefühl und Einsicht zu entwickeln. Diese positiven Gefühle werden auf natürliche Weise aufkommen, und wir werden auch mehr Vertrauen in ihren Wert und ihre Kraft bekommen. Vertrauen entsteht aus dem Verstehen, inwiefern sie sowohl unmittelbar als auch langfristig Vorteile bringen. Je aufrichtiger wir diese Qualitäten wertschätzen, um so eher werden wir diese edlen Qualitäten selbst hervorbringen. Wenn wir etwas wirklich wollen, wenn wir das Gefühl haben, wir brauchten es dringend, tun wir alles, um dieses Ziel zu erreichen. Wir verzichten auf Schlaf, auf Mahlzeiten, einfach auf alles, um unseren Wunsch zu verwirklichen. Das Gleiche gilt für unseren Geist. Je weiter wir den Wunsch entwickeln von negativen Emotionen frei zu sein, um so mehr schätzen wir edle Qualitäten. Dies wiederum macht unser Meditationstraining aufrichtiger und damit effektiver.

Wenn wir uns als Außenstehender die verschiedenen Aktivitäten tibetisch-buddhistischer Praktizierender anschauen, sehen wir die Leute viele verschiedene Dinge tun. Sie stellen vielleicht Blumen auf einen Altar oder zünden Kerzen an einem heiligen Ort an. Sie falten vielleicht respektvoll die Hände und verbeugen sich mit dem Kopf bis auf den Boden vor einem Lehrer oder einer Statue. Sie umkreisen vielleicht heilige Plätze und pilgern an bestimmte Orte. Buddhisten üben viele Praktiken dieser Art aus, nicht nur stille Meditation. Wenn wir dies genauer untersuchen, können wir erkennen, warum sie diese Dinge tun. Jede Geste ist symbolisch und ein Mittel, um eine bestimmte negative Emotion zu beseitigen. Etwas zu opfern ist zum Beispiel eine Methode, um Geiz zu überwinden. Respekt zu erweisen und sich zu verbeugen ist eine Methode, um Eingebildetheit und Stolz zu besiegen. Sogar etwas so offensichtlich Direktes wie sich zu entschuldigen ist ein Mittel, um Wut und Ablehnung zu überwinden. Jede der verschiedenen Übungen dient einem speziellen Zweck und kann, wenn sie richtig angewendet wird, sehr effektiv sein.

Manche dieser Gesten schauen vielleicht wie Überbleibsel einer abergläubischen Tradition aus. Diese Methoden sind aber wirksame Gegenmittel gegen Geistesgifte. Wenn sie mit einer guten Motivation angewandt werden, funktionieren sie unbestritten. Ohne hoch-esoterische Übungen zu untersuchen, können wir zumindest die Bedeutung von Entschuldigungen wertschätzen. Sich entschuldigen ist im spirituellen Sinne sehr nützlich, aber auch in weltlicherer Hinsicht. Wenn es zwischen Ihnen und einem Freund zu einem Missverständnis oder zu Zwietracht gekommen ist, reinigt eine Entschuldigung die Atmosphäre. Die schlechten Gefühle können sich auflösen. Es kann so einfach sein zu sagen: „Es tut mir leid. Ich habe es nicht so gemeint." Selbst zwischen recht engen Freunden können Missverständnisse vorkommen. Man hat nicht absichtlich etwas Verletzendes getan, sondern aus Unachtsamkeit, oder man hat ein Problem verursacht, weil man in einer negativen Emotion gefangen war. Plötzlich kommt man nicht mehr miteinander aus. Plötzlich entstehen Unstimmigkeiten, Verletzungen und Leiden. Was ist notwendig, um diese Situation zu bereinigen? Die beste Methode ist es, sich zu entschuldigen.

Man kann sich auf viele Arten entschuldigen. Wenn Sie nur sehr harsch „Entschuldigung" sagen, ohne es wirklich zu meinen, wird das nicht funktionieren. Manchmal wird eine unaufrichtige Entschuldigung sogar noch als weitere Kritik interpretiert. Wie entschuldigt man sich dann am besten? Sie müssen aus tiefstem Herzen sprechen. Sie müssen in Ihrem Geist, in Ihren Worten und in Ihren Handlungen den aufrichtigen Wunsch zum Ausdruck bringen, der oder die andere möge glücklich sein. Selbst wenn die Handlung, für die Sie sich entschuldigen, ein ernsthafter Vertrauensbruch ist, können Sie die Disharmonie vollkommen heilen, wenn Sie sich aufrichtig entschuldigen. Es ist sogar möglich, dass Sie danach engere Freunde sind als vorher.

Wir sollten dies alle im Herzen bewahren und es, wenn es notwendig ist, auch anwenden. Emotionen können so stark sein, dass wir das Gefühl haben, uns nicht entschuldigen zu können, obwohl wir das möchten. Es kann Zeit erfordern. Ein Tag, ein Monat, ein Jahr – manchmal kann sogar ein ganzes Leben vergehen, ohne dass man sich für eine bestimmte Sache entschuldigen kann. Es ist sehr schmerzhaft, sehr traurig. Beide Seiten leiden darunter. Sich zu entschuldigen ist etwas sehr Starkes. Es ist ebenfalls ein Beispiel dafür, wie man eine gute Methode anwenden kann, um ein heilsames Ergebnis zu erzielen.

Der Sinn und Zweck von Meditation besteht darin, negative Eigenschaften im eigenen Geist zu überwinden und die natürlichen Qualitäten zu verstärken. Mit dieser Haltung sollten wir an unsere Meditationspraxis herangehen. Wenn wir mit dem Meditieren beginnen, ist es praktisch, es auf etwas auszurichten. Wir sind es vielleicht nicht gewöhnt, vollkommen offen und spontan zu sein, ohne uns geistig mit irgendetwas zu beschäftigen, nicht gewöhnt, vollkommen frei zu sein von einem Bezugspunkt. Wenn wir dazu nicht in der Lage sind, ist es effektiver, sich in der Praxis zuerst auf ein Objekt zu konzentrieren.

Das Einfachste, worauf man sich konzentrieren kann, ist etwas Neutrales wie der eigene Atem, den wir einfach nur wahrnehmen, ohne darüber nachzudenken oder ihn zu analysieren. Wenn wir uns auf unseren Atem konzentrieren, vermeiden wir dadurch, zu anderen Gedanken und Gefühlen abzuschweifen. Versuchen Sie einfach nur Ihres Atems gewahr zu sein, wenn er durch Ihre Nasenlöcher ein- und ausströmt. Das erfordert nicht viel Mühe. Achten Sie einfach nur auf die Bewegung Ihres Atems. Sie brauchen ihn nicht zu analysieren oder zu steuern. Achten Sie einfach nur darauf, wie sich das Atmen anfühlt – ganz entspannt, ganz natürlich. Das Wichtigste ist, geistig entspannt und gleichmütig zu bleiben. Sie können jetzt kurz aufhören zu lesen und es einmal ausprobieren.

Was können wir durch diese Art von Übung erreichen? Wenn wir meditieren, sind wir weder für noch gegen irgendetwas – wir sind uns nur unseres Atems bewusst. Unsere Aufmerksamkeit ist konzentriert, aber neutral. In dem Maße, wie wir im Stande sind, solche Momente aneinander zu reihen, können wir ein Gefühl von Ruhe erlangen, einen friedlichen Geisteszustand. Das ist der Nutzen.

Während wir da sitzen und auf unseren Atem achten, stellen wir vielleicht fest, dass unsere Gedanken abgeschweift sind, möglicherweise zu einer Erinnerung an etwas Vergangenes oder vielleicht hin zu Zukunftsplänen. Wir können auch von etwas, das jetzt passiert, abgelenkt sein. In jedem dieser Fälle haben wir an etwas anderes gedacht als an unseren Atem. Wenn wir feststellen, dass wir abgelenkt sind, sollten wir uns selbst daran erinnern, immer wieder zur reinen Beobachtung unseres Atems zurückzukehren. Wir müssen uns dabei keine Vorwürfe machen – schließlich üben wir uns ja darin, uns vollkommen zu entspannen. Wir brauchen nur den Geist, so oft es nötig ist, immer wieder zum Atem zurückzulenken. Da der Geist normalerweise sehr aktiv und leicht abgelenkt ist, mag einem das nicht so leicht fallen, aber es wird mit der Zeit immer leichter. Übung macht den Meister. Je mehr wir üben, um so einfacher wird es.

Ab einem gewissen Punkt sind wir vielleicht dazu fähig, unsere Aufmerksamkeit fünfzehn Minuten lang auf die Wahrnehmung des Atems zu konzentrieren ohne abzuschweifen. Wenn wir wirklich gut werden, können wir eine ganze Stunde lang vollkommen in Frieden verweilen. Ein Sprichwort des Buddha besagt: Wenn deine Aufmerksamkeit nicht ruhig bleibt, siehst du nicht klar. Dieses klare Sehen ist ein sehr tiefgründiger Punkt. Es ist die Essenz der Weisheit, die klare Erkenntnis, welche frei von Konzepten ist. Es gibt eine Art des Wissens, bei der wir in Konzepten denken, und eine Art, bei der wir frei davon sind.

Diese gedankenfreie Bewusstheit, welche klar sieht, ist die Quintessenz der buddhistischen spirituellen Praxis. Zuerst müssen wir genau erkennen, wie sie sich anfühlt, und dann üben wir uns in ihr, bis sie vollkommen stabil wird. Stabilität in gedankenfreier Bewusstheit ist das Gleiche wie vollkommene Befreiung. Das vollkommene Aufhören aller negativen Eigenschaften erlaubt unseren Qualitäten, sich auf natürliche Weise zu manifestieren. Müheloses Mitgefühl ist eine der Qualitäten, die der gedankenfreien Bewusstheit entspringen.

Gedankenfreie Bewusstheit ist gleichzeitig sowohl leer als auch wach. *Leer* bedeutet, dass man nichts festmachen kann – wie beim leeren Raum. Gleichzeitig ist da eine Qualität von wacher Aufmerksamkeit vorhanden, die für alles offen ist. Es klingt, als ob diese beiden Qualitäten von leer sein und wach sein zwei getrennte Dinge wären, die zusammengefügt worden sind, aber so ist es ganz und gar nicht. Sie sind nicht voneinander zu trennen, so wie Wasser und seine Eigenschaft, nass zu sein. Diese Einheit von Leersein und Wachheit wurde nicht gebildet, nicht künstlich geschaffen. Alles, was zusammengesetzt ist, wird vergehen, aber diese grundlegende Natur ist nicht zusammengesetzt.

Meditationsanleitung

Jetzt werde ich etwas formellere Anweisungen zu der Art von Meditationspraxis geben, die sich auf den Atem ausrichtet. Einfach nur zu akzeptieren, dass wir meditieren sollten, hat keine echte Wirkung. Die Theorie ist uns vielleicht vollkommen klar und wir sind in der Lage, eine Unzahl von Vorteilen aufzuzählen, aber solange es sich nur um eine Theorie handelt, wird uns das nicht helfen. Der einzige Weg, über den man Fortschritte im Entspannen machen kann, ist das Üben. Wir sollten das selbst ausprobieren und herausfinden, ob es uns etwas nützt.

Als Erstes bringen wir unseren Körper in die richtige Haltung. Bei der Haltung ist das Wichtigste, den Rücken gerade zu halten. Er sollte nicht angespannt oder steif sein, sondern stabil und aufrecht, die Schultern entspannt. Wenn Sie mit gekreuzten Beinen sitzen können, ist es gut. Wenn Sie es schon gewöhnt sind, mit gekreuzten Beinen zu sitzen, ist das nicht schwer. Es gibt Gründe dafür, weshalb Buddhisten gerne mit gekreuzten Beinen dasitzen, aber wenn es Ihnen schwer fällt, ist es vollkommen in Ordnung, auf einem Stuhl zu sitzen. Unsere Sitzweise ist nur eine Frage der Gewohnheit, nicht wahr? Als ich das erste Mal in einem Flugzeug nach Amerika flog, hatte ich zu Beginn meine Füße auf dem Boden. Nach einiger Zeit wurde mir diese Sitzhaltung unbequem und schließlich saß ich mit gekreuzten Beinen auf dem Flugzeugsitz. Mein Nachbar sah mich merkwürdig an – er fand mich etwas komisch. Aber es ist alles nur eine Frage der Gewohnheit.

Sie brauchen also einen geraden, aber entspannten Rücken. Sie können die Hände bequem auf dem Schoß ineinander legen, mit den Handflächen nach oben, wobei die linke Hand die untere ist und die Finger der rechten Hand auf den Fingern der linken Hand ruhen. Die Daumenspitzen berühren sich sanft und bilden einen Kreis. Dies wird die Friedensgeste genannt. Es ist auch in Ordnung, die Hände einfach auf den Schenkeln ruhen zu lassen. Wenn es Ihr anfängliches Ziel ist, das Ruhigwerden zu üben, schließen Sie besser die Augen, denn wenn Sie sie offen halten, werden Sie über all die Dinge in Ihrem Blickfeld nachzudenken beginnen. Aber letztendlich besteht wahre Praxis nicht darin, sich nur ruhig zu fühlen, sondern auf eine offene und weite Art und Weise in Frieden zu sein.

Wenn Sie den Körper in eine stabile und entspannte Position gebracht haben, richten Sie Ihre Aufmerksamkeit auf die Bewegung Ihres Atems. Fühlen Sie, wie sich der Atem durch die Nasenlöcher bewegt. Versuchen Sie Ihre Aufmerksamkeit auf die Bewegung Ihres Atems gerichtet zu halten und fühlen Sie die Bewegung an den Nasenlöchern. Der Geist wird natürlich herumwandern, denn das ist seine derzeitige Angewohnheit. Aber indem Sie Ihre Aufmerksamkeit ständig wieder zum Atem zurücklenken, werden Sie es mit zunehmender Übung schneller bemerken, wenn Ihr Geist abgeschweift ist und Ihre Konzentration wird besser werden.

Im Verlauf einer Übungssitzung verändert sich Ihr Wesen etwas. Sie werden die Erfahrung machen, ruhiger, stiller zu sein. Wenn Sie am Ende Ihrer Übungssitzung aufstehen und herumgehen, scheint sich Ihr Geisteszustand etwas verändert zu haben. Sie fühlen sich ausgeglichener und stabiler. Das ist die Auswirkung dieser Übung. Ich denke, wir sind uns alle darin einig, dass dies etwas Lohnenswertes ist.

Wenn Sie sich hinsetzen, um diese Meditation zu machen, brauchen Sie sich nicht daran zu erinnern, was in der Vergangenheit los war und Sie brauchen keine Pläne für die Zukunft zu schmieden. In keinem der vorübergehenden Augenblicke ist es notwendig, dass Sie sich Gedanken machen über das, was sie fühlen, sehen, hören, oder über irgendwelche anderen Sinneseindrücke. Deshalb brauchen Sie sich nur auf eine einzige Sache zu konzentrieren, und das ist die neutrale Wahrnehmung des Atems, der sich durch die Nasenlöcher bewegt. Beobachten Sie nur, wie das geschieht. Ansonsten brauchen Sie überhaupt nichts anderes zu tun. Entspannen Sie sich einfach nur in einem Zustand von Gleichmut und beobachten Sie nur den Atem. Es ist wichtig, nichts Künstliches zu tun. Sie atmen bereits – nehmen Sie das einfach nur wahr. Wenn Sie ausatmen, atmen sie normal aus und ohne besondere Anstrengung. Wenn Sie einatmen, atmen Sie einfach nur so ein, wie sie das gewöhnlich tun. Sie brauchen Ihren Atem nicht mit dem Willen zu steuern. Beobachten Sie ihn einfach nur.

Sie werden vielleicht feststellen, dass Ihre Aufmerksamkeit nicht die ganze Zeit bei Ihrem Atem bleibt. Einen Moment lang beobachten Sie Ihren Atem und dann bemerken Sie, dass Sie mit Ihrer Aufmerksamkeit abgedriftet sind. Selbst wenn Sie nicht an etwas anderes denken wollen, passiert es. Nicht wahr? Während der Atemmeditation üben Sie sich darin, zu bemerken, wann die Aufmerksamkeit vom Atem abschweift und sie wieder und wieder zum Atem zurückzubringen. Das ist die Übung. Wir können es *Meditation* nennen, ich persönlich ziehe aber das Wort *Übung* vor. Wir können es als eine Übung im Ruhigwerden betrachten.

Wenn wir üben ruhiger zu werden, ist es sehr praktisch, unsere Aufmerksamkeit auf etwas wie den Atem zu lenken, um damit zu vermeiden, an andere Dinge zu denken. Wie ich jedoch schon erwähnt habe, ist das nicht unser letztendliches Ziel. Wenn wir nach einiger Zeit durch die ganz einfache, neutrale Konzentration auf unser Ein- und Ausatmen ruhiger geworden sind, stellen wir fest, dass es möglich ist, ruhig und präsent zu sein ohne sich auf ein Objekt zu konzentrieren. An diesem Punkt sind wir, statt uns auf etwas zu konzentrieren, einfach nur ruhig und präsent, ganz offen, ohne uns gewollt mit irgendetwas geistig zu beschäftigen. Einfach nur ganz offen, ganz präsent, aber auch zur Ruhe gekommen. Nachdem man eine Weile auf diese Weise geübt hat, entdeckt man an einem gewissen Punkt einen Zustand vollkommener Offenheit, in dem sich die Achtsamkeit auf nichts fixiert und man keinerlei Konzepte über irgendetwas entwickelt. Es ist ein ganz lebendiger, leuchtend klarer Zustand, der leer wie der Raum, jedoch sehr wach ist – frei von Gedankenbildung, aber in keiner Weise blind oder dumpf. Das ist es, was mit *gedankenfreier Bewusstheit* gemeint ist. Es ist unsere grundlegende Natur, einfach so wie sie ist.

Wenn wir diese Erfahrung unserer grundlegenden Natur zum ersten Mal machen, wird das *Erkennen* genannt. Aber nach einer Weile ist es nicht mehr genug, nur einen Moment dieser Erkenntnis gehabt zu haben. Wir müssen uns darin üben, diese Erfahrung immer wieder zu machen. Auf diese Weise nimmt ihre Stärke zu und wird vervollkommnet. Und letztendlich ist selbst das nicht genug. Schließlich erreichen wir einen Punkt, an dem wir nicht mehr von diesem Zustand wacher Offenheit abschweifen. Anders ausgedrückt, wir gewinnen vollkommene Stabilität. Das ist unser letztendliches Ziel.

Mit fortschreitender Übung stellen wir fest, dass unsere Tendenzen, blind an etwas festzuhalten, wütend oder engstirnig zu sein, langsam abzunehmen. Sie haben nicht mehr so viel Kraft. Die edlen Qualitäten, von denen ich gesprochen habe – so wie mitfühlend und fürsorglich zu sein – kommen fast wie von allein auf. Wenn dann letzten Endes die negativen Eigenschaften gänzlich aufgehört haben und die edlen Eigenschaften ununterbrochen auftauchen, herrscht vollkommene Stabilität im Zustand ungekünstelter Natürlichkeit. Sie ist schließlich vollkommen mühelos. Das wird „Erleuchtung" oder „Buddhaschaft" genannt. Es ist nichts anderes als das.

12

Wie wir unseren Geisteszustand
überwachen lernen

Der Schlüssel zur Erfahrung von Mitgefühl, das spontan aufkommt, besteht in der Entwicklung eines entspannten Geisteszustandes. Es gibt jedoch auch andere hilfreiche Methoden, um unser Mitgefühl anderen gegenüber zu vergrößern. Bei diesen Methoden geht es darum, sich stufenweise eine mitfühlende Haltung anzueignen. Die erste Stufe besteht darin, damit aufzuhören, sich für wichtiger als andere zu halten. Auf der zweiten Stufe versuchen wir, uns geistig in andere hinein zu versetzen – und ist bereit sich und andere auszutauschen. Auf der dritten Stufe sehen wir andere als wichtiger an als uns selbst.

Wir können nicht gleich zu Anfang andere als wichtiger als uns selbst betrachten, weil das sehr schwierig ist. Deshalb beginnen wir mit den ersten beiden Stufen. Die dritte Stufe von Mitgefühl hat ein tiefes Gefühl von Liebe und Zuneigung zur Grundlage. Die meisten Mütter erleben die dritte Stufe von Mitgefühl, wenn sie ein Kind bekommen – eine Zeit, in der einer Mutter das Kind meistens wichtiger ist als sie sich selbst. Die meisten Mütter erleben diesen Zustand nicht, bevor sie ein Baby bekommen. Bis das Baby kommt, hält eine Frau wahrscheinlich ihre eigenen Gefühle und ihre eigene Sicherheit für das Wichtigste. Sobald jedoch das Baby geboren ist, verändert sich die Haltung der Mutter spontan und das Baby wird zur wichtigeren Person. Das Gefühl einer Mutter (oder eines Vaters) für ihr (oder sein) Kind ist ein sehr gutes Beispiel für die Haltung, um die wir uns auf der dritten Stufe der Entwicklung von Mitgefühl bemühen.

Was bewirkt diese Veränderung in der Haltung der Mutter oder des Vaters? Es muss einen Grund dafür geben. Der Grund ist Liebe und Zuneigung. Ein sehr starkes Gefühl von Liebe und Fürsorge seitens der Eltern, etwas sehr Reines, kommt als Reaktion auf ihr Kind auf. Was macht es so rein? Es ist die Tatsache, dass die Mutter oder der Vater von dem Baby nichts zurückerwarten. Das ist ein sehr wichtiger Punkt. Denn wenn Liebe eine Belohnung erwartet, mag sie als reine Liebe erscheinen, aber in Wirklichkeit ähnelt sie mehr einer Geschäftsverbindung.

Menschen sprechen viel von Liebe – Liebe zwischen Freunden, Liebe bei Paaren. Menschen, die sich mögen, sagen oft: „Ich liebe dich." Sie sagen das, wenn sie sich einander sehr nahe fühlen. Aber was bedeutet Liebe wirklich? Wir müssen das etwas näher untersuchen. Wir wissen vielleicht nicht, was reine Liebe wirklich ist. Wenn zwei Menschen das Gefühl haben, sehr verliebt zu sein, sagen sie oft zueinander: „Ich liebe dich sehr." Früher oder später entdeckt der eine vielleicht, dass das, worin er wirklich verliebt ist, nicht der andere ist, sondern das wunderbare Gefühl, welches die Anziehung durch den anderen bei ihm auslöst. Wenn das Gefühl der Anziehung abnimmt, vergeht das Gefühl der Liebe ebenfalls. Wenn die Anziehung verschwindet, verschwindet die Liebe. Das ist sehr traurig.

Das bedeutet, die Liebe war nicht rein. Manchmal entdecken Paare, die der Meinung sind, dass sie sich wirklich liebten, ein Problem in ihrer Beziehung. Allmählich erleben sie Schwierigkeiten. Sie beginnen sich zu zanken. Wenn sie das Problem nicht lösen können, versuchen sie vielleicht Hilfe bei einem Therapeuten zu finden. Das angebliche Problem ist vielleicht eine Bagatelle. Der eine möchte wandern gehen und der andere sagt: „Ich hasse Wandern." Das, worum es geht, ist unbedeutend, aber es ist ein Symptom dafür, dass sie vielleicht nicht mehr gut miteinander auskommen. Worauf beruht die Beziehung? Ist es Liebe? Oder ist es Bedürftigkeit? Wenn die Beziehung auf Bedürftigkeit beruht, nimmt die Liebe jedes Mal ab, wenn der andere weniger gebraucht wird.

Liebe sollte auf Fürsorglichkeit und Respekt beruhen. Wenn Liebe auf wahrer Anteilnahme und wahrem Respekt beruht, dann ist sie in ihrer Art sehr rein und sehr stabil. Man könnte sie „unerschütterliche Liebe" nennen. Wenn Liebe jedoch auf Anziehung oder Bedürftigkeit beruht, dann ist sie zerbrechlich und seicht. Die Liebe einer Mutter zu ihrem Kind ist ein Beispiel für unerschütterliche Liebe. Die Mutter wünscht und erhofft keine Gegenleistung vom Kind. Sie sagt nicht: „Ich wünschte mir, mein Kind würde mir nur einmal eine Tasse Kaffee machen!"

Aufgrund dieses starken Liebesgefühles lernt die Mutter automatisch Geduld. Aufgrund von Liebe lernt sie Fleiß. Aufgrund von Liebe lernt sie Konzentration. Aufgrund von Liebe lernt sie, was es heißt, aufmerksam zu sein. Die Mutter wird immer wissen, wo das Kind ist. Die Mutter unterhält sich vielleicht mit Ihnen, aber ein Teil ihrer Gedanken ist beim Kind. Ein Teil ihres Geistes verfolgt immer die Bewegungen ihres Kindes. All diese Aufmerksamkeit, diese Geduld, dieser Fleiß und diese Konzentration entstehen aus einem Gefühl reiner Liebe zum Kind. Was auch immer die Mutter Wichtiges tun muss, wie immer die Situation auch ist, sie vergisst nicht für eine Sekunde, dass sie für ihr Kind verantwortlich ist. Auf Tibetisch nennen wir diese Eigenschaft *drenpa*, was Achtsamkeit bedeutet.

Spirituelle Praktizierende sollen in Bezug auf ihren eigenen Geisteszustand eine Achtsamkeit entwickeln, die ebenso stark ist wie die Aufmerksamkeit einer Mutter in Bezug auf das Wohlergehens ihres Kindes. Man könnte sagen, dass die Aufmerksamkeit der Mutter hinsichtlich des Wohlergehens ihres Kindes selten unterbrochen ist. Wenn das Kind ein kleines Baby ist, denkt die Mutter ständig daran. Was macht das Baby? Ist es hungrig? Durstig? Friert es? Geht es ihm gut? Und so weiter. Sie schenkt dem Kind unaufhörlich ihre Aufmerksamkeit. Es ist dieses Maß an Aufmerksamkeit, das ein spirituell Praktizierender braucht.

Um schließlich unseren Geisteszustand zum Besseren verändern zu können, müssen wir erst einmal beobachten können, was sich in unserem eigenen Geist abspielt. Sind die Gedanken negativ oder positiv? Wie ist unsere innere Haltung in jedem Moment? Unseren Geisteszustand nur zu beobachten, wird jedoch noch keine Veränderung bewirken. Wir müssen eine andere Richtung einschlagen können, wenn wir uns in einer negativen Geistesverfassung befinden. Das ist möglich. Wir *können* die Richtung ändern – wir können einen negativen Geisteszustand in einen neutralen oder ausgeglichenen verwandeln. Dann können wir diesen ausgeglichenen Zustand in einen heilsamen und edlen umwandeln. Auch das ist möglich. Aber es genügt immer noch nicht, eine edle Einstellung zu besitzen, denn selbst mit einer heilsamen Einstellung besteht immer noch eine gewisse Anhaftung, auch wenn sie vielleicht sehr subtil ist. Immer wenn unsere Aufmerksamkeit an etwas anhaftet – eine Vorstellung im Geist hegt – schaffen wir eine Ebene, zu der negative Emotionen zurückkehren und wo sie sich beginnen anzusammeln.

Die wichtigste Ursache für negative Emotionen, welcher Art auch immer, ist ein Abschweifen unserer Aufmerksamkeit von unserem natürlichen Zustand leerer, offener Bewusstheit hin zu einem Zustand, in dem wir Gedanken und Gefühle entwickeln in Bezug auf das, was wir sehen. Dies wird als dualistisches Denken beschrieben. Es ist notwendig, dualistisches Denken zu verstehen, um die Wurzelursache all unseres Leidens zu erkennen. Deshalb ist es nützlich zu denken: „Könnte dies wahr sein? Kann ich das möglicherweise verstehen?“, anstatt es einfach als jenseits unserer Verständnismöglichkeit fallen zu lassen.

Sie sollten die Dualität so lange untersuchen, bis Sie nicht mehr daran zweifeln, ob es wahr ist oder nicht. Wenn Sie nur diese Worte lesen und vage zustimmen, dass dies eine plausible Bewusstseinstheorie sein könnte, ist das nicht das Gleiche, als wenn Sie selbst Gewissheit darüber erlangt haben. Jeder muss zu einem persönlichen Schluss in Bezug auf diese Thematik kommen, wenn er ein echtes Verständnis entwickeln will, und die beste Weise, Zweifel zu beseitigen, ist durch Untersuchung.

Wenn Sie mittels gründlicher Untersuchung zu einer festen Überzeugung kommen, dann können Sie Ihre Achtsamkeit benutzen, um zu überprüfen, wie gut Sie diese Erkenntnis in Ihr übriges Leben integrieren. Wenn Sie diese Achtsamkeit so weit entwickelt haben, dass sie so stark ist wie die Wachsamkeit einer Mutter in Bezug auf das Wohlergehen ihres Babys, dann werden Sie schnelle Fortschritte machen bei der Überwindung negativer Emotionen und der Ausdehnung Ihrer Weisheit und Ihres Mitgefühls, so dass beides grenzenlos wird.

13

Die Qualitäten
eines authentischen Lehrers

In der buddhistischen Tradition wird großes Gewicht darauf gelegt, den richtigen Lehrer zu finden, der einen zum Ziel führt. Ich habe es bereits erwähnt: Obwohl wir alle eine grundlegende Natur besitzen, sind wir unfähig, sie ohne die Hilfe eines Lehrers zu erkennen. Der falsche Lehrer könnte uns in ungeeignete Richtungen führen; deshalb ist es wichtig, darüber nachzudenken, was einen authentischen Lehrer ausmacht. Authentizität bezieht sich auf etwas, das wir als wahr erkennen können, als eine Beschreibung dessen, wie die Dinge wirklich sind. Im buddhistischen Kontext ist damit jemand gemeint, der frei von allen Makeln oder Fehlern ist und alle vollkommenen Qualitäten besitzt. Das ist die Definition von wahrhaft authentisch. Ein wahrhaft authentischer Lehrer wird ein *Buddha* genannt. Es hat in der Vergangenheit viele Buddhas gegeben, es gibt in der Gegenwart Buddhas und in der Zukunft wird es noch weitere geben. Mit dem „gegenwärtigen Buddha" ist der Buddha unserer Zeit gemeint, Buddha Shakyamuni, der sein Leben als Prinz Siddhartha begann und den Dharma vor über 2500 Jahren in Indien lehrte.

Wenn wir sagen, dass ein Buddha frei von Makeln sei, von welcher Art von Makeln sprechen wir dann? Die Makel sind die zwei Arten von Verdunkelungen und die gewohnheitsmäßigen Tendenzen, die ich in Kapitel 7 kurz angesprochen habe.

Eine Verdunkelung ist all das, was unsere grundlegende Natur überdeckt. Die erste Art von Verdunkelung ist die emotionale Verdunkelung, nämlich wütend, stolz, neidisch, engstirnig zu sein oder anzuhaften. Der Buddhismus sagt, es gäbe 84 000 verschiedene Varianten dieser negativen Emotionen. Frei von all diesen negativen Emotionen zu sein bedeutet, frei von emotionaler Verdunkelung zu sein. Die zweite Art von Verdunkelung wird *kognitive Verdunkelung* genannt. Sie ist das Entwickeln von Gedanken über das, was wir erleben. Diese Gedanken bilden eine Barriere zwischen dem, was wir wahrnehmen und der wahren Natur der Dinge. Die kognitive Verdunkelung verhindert wirkliche Weisheit. *Gewohnheitsmäßige Tendenzen* bezieht sich darauf, dass wir zwar aufgrund der spirituellen Praxis für eine kurze Weile frei sein mögen von diesen beiden Verdunkelungen, sie jedoch immer noch die Tendenz besitzen zurückzukehren. Das Muster setzt sich fort, so wie unsere nächtlichen Träume die Tendenz besitzen, das fortzusetzen, was wir tagsüber emotional erlebt haben.

Ein wirklich authentischer Lehrer – ein Buddha – ist nicht nur frei von Fehlern. Um wirklich authentisch zu sein, müssen gewisse Qualitäten vorhanden sein. Diese Qualitäten werden das „zweifach erhabene Wissen" genannt. Die erste Art von Wissen besteht in der Fähigkeit, die Dinge in ihrer wahren Natur genau so zu sehen, wie sie sind. Die andere Art von Wissen ist die Fähigkeit, alles zu kennen, was zu jeder beliebigen Zeit an jedem beliebigen Ort überhaupt existieren kann und gleichzeitig in der Wahrnehmung der eigenen nicht-bedingten grundlegenden Natur zu verweilen.

Was umfasst der Ausdruck „alles, was überhaupt existieren kann"? Damit ist nicht nur eine Welt oder ein Universum gemeint. Der Bereich, dessen sich ein Buddha bewusst sein kann, umfasst eine Milliarde parallele Universen. Diese Universen befinden sich nicht alle im gleichen Evolutionsstadium. Manche sind dabei, sich auszudehnen, manche haben sich voll ausgedehnt und bleiben eine Zeit lang so bestehen, manche ziehen sich gerade zusammen, und andere haben sich bereits zusammengezogen und sind vollkommen verschwunden. Eine Milliarde Universen, alle in verschiedenen Stadien.

In jedem Universum gibt es zahllose fühlende Wesen, die alle verschieden sind – sie besitzen unterschiedliche Formen, unterschiedliche Charaktere, unterschiedliche Neigungen und unterschiedliche Stadien der Geburt und des Todes. Sie begehen karmisch unterschiedliche Handlungen, die zu Ursachen für die verschiedenen Lebensformen, ihre verschiedenen Geisteszustände und ihre Emotionen werden. Im erwachten Zustand eines Buddha ist einem die genaue Situation dieser fühlenden Wesen in all jenen Universen ohne Verschleierung bekannt. Dabei zeigt sich jedes vollkommen unvermischt mit den anderen und unterschieden von ihnen.

Ein Buddha kann nicht nur die Verschleierungen jedes fühlenden Wesens sehen, sondern er kann auch das Potential zur Buddhaschaft wahrnehmen, das jedem Wesen innewohnt.

Obwohl die fühlenden Wesen vorübergehend durch die zwei Schleier verdunkelt sind, besitzen sie dennoch die ihnen angeborene Fähigkeit, vollkommen rein zu sein, weil ihre grundlegende Natur mit der eines Buddha identisch ist. Ein Buddha weiß auch, wie er jedes dieser fühlenden Wesen dazu hinführen kann, seine eigene wahre Natur zu erkennen. Von der Summe all dieser Qualitäten spricht man als „alles kennen, was überhaupt existieren kann". Die wahre Natur der Dinge zu kennen und alles, was überhaupt existieren kann – diese beiden Qualitäten zusammen kann man *Allwissenheit* nennen.

Wie Sie sehen können, sind im erwachten Zustand eines Buddha unglaubliche Qualitäten vorhanden. Es gibt auch noch weitere. Die körperliche Gegenwart eines Buddha ist für jeden äußerst angenehm. Man wird nie müde, ihn oder sie anzusehen. Der Körper ist makellos, die Stimme in verschiedener Hinsicht vollkommen. Beim Sprechen stockt ein Buddha nicht und pausiert nicht, um zu überlegen, was er als nächstes sagen soll. Jede Silbe ist klar und bedeutungsvoll und angenehm für den Hörer. Wenn man einem Buddha bei seinen Belehrungen zuhört, macht es keinen Unterschied, ob man nahe bei ihm sitzt oder weit weg von ihm; man kann ihn immer ganz klar hören. Es gibt keine nicht dazu gehörenden Laute wie „äh" oder „hmm". Die Belehrungen werden perfekt intoniert. Jeder kann das, was gesagt wird, in seiner eigenen Sprache verstehen, ohne dass ein Übersetzer notwendig wäre.

Wir sollten uns entsinnen, dass die vollkommenen Qualitäten, von denen wir sprechen, nicht auf den einen Menschen beschränkt sind, der vor langer Zeit in Indien gelebt hat. Jeder, der seine individuellen Fehler – die beiden Verdunkelungen und die Gewohnheitstendenzen – bereinigt und seine Qualitäten an Mitgefühl sich voll entfalten lassen hat, ist ein vollkommener Lehrer oder eine vollkommene Lehrerin. Einfach ausgedrückt: Jeder, der aus der Unwissenheit erwacht ist und seine Weisheit vervollkommnet hat, ist ein Erwachter, ein Buddha.

Mir ist bewusst, dass das ziemlich unglaublich klingen muss. Es ist mit dem rationalen Denken nicht richtig zu begreifen. Worte reichen für die Beschreibung mancher Situationen nicht aus. So wie es nicht möglich ist, die Größe des Weltraumes mit einem Maßband zu messen, ist es unserem normalen Intellekt oft nicht möglich, bestimmte gigantische Vorstellungen zu erfassen. Das Erkennen aller Qualitäten unserer grundlegenden Natur – die wir *Buddha-Natur* nennen – entzieht sich den Bemühungen des rationalen Denkens. Weil wir jedoch nicht den ganzen Weltraum mit einem Maßband messen können, bedeutet das nicht, dass sich der Raum auf den kleinen Teil, den wir messen *können*, beschränkt.

Ein Buddha ist nicht nur erwacht oder verwirklicht, sondern auch motiviert und fähig, die fühlenden Wesen einen Weg zu lehren, auf dem sie selbst erleuchtet werden können. Gegenwärtig haben wir nicht die Gelegenheit, den historischen Buddha, den Buddha unseres Zeitalters, zu treffen. Aber unter all den erleuchteten Qualitäten des Buddha ist eine, die uns auch jetzt berühren kann, und das sind die von ihm gesprochenen Worte. Die Worte des Buddha finden sich in circa einhundert großen Bänden. Zusätzlich zu diesen Grundlagentexten haben die großen Meister aus den Jahrhunderten nach Buddha weitere Erklärungen und Abhandlungen geschrieben – es gibt davon Tausende.

Die Worte des Buddha und die Kommentare der großen Meister sind immer noch verfügbar. Der Buddha hat auch Anweisungen zur Anwendung dieser Belehrungen gegeben. Er war der Überzeugung, dass die Belehrungen gut ausgedrückt und vollkommen wären. Er stellte jedoch klar, dass niemand diesen Unterweisungen glauben sollte, ohne sie vorher selbst überprüft zu haben. Die zur Verfügung stehenden Worte eines Buddha sind etwas Nützliches, Perfektes und sehr Reines. Obwohl jemand wie ich schon überzeugt sein mag, ist jeder von uns dazu aufgefordert und ermutigt, den Wert dessen, was gelehrt wird, zu hinterfragen, es selbst zu prüfen, bevor wir zu einem Schluss kommen, ob es stimmt oder nicht. Es ist nicht nur in Ordnung, die Gültigkeit und den Wert der Belehrungen für uns selbst zu untersuchen, sondern wir werden sogar direkt dazu *ermutigt*. Danach steht es uns frei, uns dafür zu entscheiden, die Belehrungen zu akzeptieren oder nicht.

Die Qualitäten des erwachten Geistes eines Buddha sind zahllos. Sie können aber alle in zwei Worten zusammengefasst werden: Weisheit und Mitgefühl. Weisheit besitzt die bereits erwähnten Qualitäten des Wissens. Wie sieht erleuchtetes Mitgefühl aus? Es ist unparteiisch, macht keinen Unterschied zwischen Freund oder Feind, nah oder fern. Es kennt keine Voreingenommenheit und kein Vorurteil. Mit anderen Worten: Wenn jemand einem Buddha Opferungen darbringt und sich verbeugt, macht das für den Buddha keinen Unterschied. Wenn eine andere Person ihm Schimpfworte an den Kopf wirft oder ihn zu schlagen versucht, macht das auch keinen Unterschied für ihn. Die mitfühlende Haltung dem anderen gegenüber wankt nicht. Diese Art von Mitgefühl kann *nicht-konzeptuelles* oder absolutes Mitgefühl genannt werden, da es sich als unparteiische Liebe oder mühelose Liebe ausdrückt.

Absolutes Mitgefühl bedeutet, dass wir in der Lage sind zu handeln, ohne das vorher beschlossen zu haben. Absolutes Mitgefühl ist der natürliche Ausdruck der Verwirklichung unserer grundlegenden Natur. Es ist eine Art der Anteilnahme oder Zuneigung, die spontan, natürlich und mühelos ist. Es hängt nicht von unserem Entschluss ab, in einer bestimmten Situation mitfühlend zu sein.

Buddhas sind nicht notwendigerweise weit weg in Raum oder Zeit. Es gibt kein Gesetz, das es irgendeinem Wesen verbieten würde, ein Buddha zu werden. Warum? Weil wir alle, wie bereits erwähnt, genau die gleiche Natur, die freigelegt werden kann und die gleichen zu offenbarenden Qualitäten besitzen. Der Same zur Buddhaschaft ist in jedem vorhanden. Nicht nur Menschen – auch Tiere, Insekten und alle anderen Lebensformen – besitzen in ihrem Inneren die Buddha-Natur. Die Natur dieses grundlegenden Bewusstseins ist identisch mit der eines voll erleuchteten Buddha.

Was entscheidet nun, ob ein fühlendes Wesen ein Buddha wird oder nicht? Der Fortschritt auf dem Weg zur vollen Erleuchtung hängt sowohl von den rechten Umständen als auch dem rechten Bemühen ab. Im Moment ist unsere grundlegende Natur, die manchmal *nicht-bedingte Soheit* genannt wird, wie ein Same in uns vorhanden. Und wie ein Same benötigt sie die richtigen Bedingungen, um zu wachsen. Wenn die richtigen Bedingungen vorhanden sind, kann der Same zu wachsen beginnen. Wenn die richtigen Bedingungen beständig vorhanden sind, kann der Same zu einer voll erblühten Blume heranwachsen.

In ähnlicher Weise sind die richtigen Bedingungen notwendig, damit sich unsere Buddha-Natur voll manifestieren kann. Bei dem Beispiel der Blume müssen die Umstände dem Wachstum förderlich sein. Nur eine schöne oder teure Umgebung zu haben, ist nicht förderlich. Wenn man einen Blumensamen zum Beispiel in eine goldene Schatulle legt, die mit Silber und Diamanten verziert ist, wird ihm das nicht zum Wachsen verhelfen. Für einen Samen braucht man Erde, Wasser und Dünger, die richtige Temperatur, genügend Platz zum Wachsen, ausreichend Zeit. Wenn diese Umstände in der richtigen Kombination zusammentreffen, zögert der Same nicht. Er wächst von Augenblick zu Augenblick. Wir wissen, dass eine voll aufgeblühte Blume wunderschön aussieht und sehr gut duften kann. Aber es erfordert

Zeit und die richtigen Umstände, damit sich eine Blume voll entwickeln und jeden, der sie sieht, erfreuen kann.

Die Bedeutung dieses Beispiels liegt darin, dass alle fühlenden Wesen das Potential, den Samen, die Natur besitzen, ein Buddha zu werden. Das Potential ist immer vorhanden, zu jeder Zeit. In jedem Sesamsamen ist potentiell immer Öl vorhanden. In Milch ist potentiell immer Butter enthalten. Wenn man aber den Sesamsamen nicht presst, bekommt man das Öl nicht. Wenn man keine Mühe aufwendet und die Milch nicht schlägt, bekommt man keine Butter. In derselben Weise wird unsere wahre Natur nicht offensichtlich oder sichtbar, wenn wir nicht die förderlichen Bedingungen schaffen und uns von all dem befreien, das uns daran hindert, unsere wahre Natur direkt wahrzunehmen. Deshalb brauchen wir einen gewissen Unterricht und ein Training. Wir müssen zuerst die Worte eines erwachten Wesens, eines, das seine Grundlegende Natur schon erkannt hat, studieren. Als Nächstes müssen wir über die Bedeutung der Belehrungen nachdenken, bis wir sie wirklich verstanden haben. Und wenn wir die Belehrungen wirklich verstehen, müssen wir sie in unserem Leben anwenden.

Dieser Prozess ist als die Entwicklung des Verständnisses bekannt, das vom Lernen, vom Nachdenken und von der Meditation kommt. Durch Lernen und Nachdenken nähern wir uns theoretisch. Die Theorie zu verstehen ist wichtig, aber nicht genug. Egal wie klar wir der Sache theoretisch kommen, es reicht nicht aus, um die Verdunkelungen und die Gewohnheitstendenzen zu beseitigen und die guten Qualitäten des Wissens wirklich aufblühen zu lassen. Wir brauchen noch mehr, und das ist das Wissen, das sich durch tatsächliche Erfahrung einstellt. Das ist der Grund, weshalb das Üben der Meditation so wichtig ist. Als Ergebnis verringern wir unsere negativen Neigungen in großem Umfang und vermehren unsere Qualitäten in großem Maße – wie ein Buddha.

14

Beispiele erleuchteter Entschlossenheit

Jeder, der sich darin übt, mitfühlender zu werden, braucht Vorbilder, denen er folgen kann. Das gilt auch in der buddhistischen Tradition. Ich möchte Ihnen gerne eine mutige Person vorstellen, welche gelobt, sich nicht nur um wenige, sondern um alle fühlenden Wesen zu kümmern. Dieses Gelöbnis umfasst nicht nur die Menschen, denen sie tatsächlich begegnet, sondern ist der Entschluss, allen fühlenden Wesen gleichermaßen zu helfen. Mit anderen Worten, so jemand gelobt, Erleuchtung aus Mitgefühl für andere anzustreben. Diesen Entschluss zu fassen erfordert viel Mut. Ein solcher Mensch wird *Bodhisattva* genannt und den Entschluss nennt man *Bodhicitta,* was auch „erleuchteter Beschluss" bedeutet.

Ein Bodhisattva macht sich auf, die selbstsüchtigen Emotionen zu überwinden und seine beziehungsweise ihre erleuchteten Qualitäten zu vervollkommnen. Ein Bodhisattva ist furchtlos, er hat keine Angst vor der Anzahl der Wesen und nicht davor, wie viele Äonen es dauern oder wie schwierig es sein könnte. Das ist eine recht gute Definition von „mutig", nicht wahr? Wenn solch ein Mensch diesen Entschluss klar getroffen hat, kann er beginnen, ihn in die Tat umzusetzen. Dies wird Bodhisattva-Aktivität genannt.

Ein Bodhisattva besitzt allumfassendes Mitgefühl und Güte. Obwohl es so klingt, als ob diese schwer zu verwirklichen wären, ist es doch jedem Menschen möglich, die beiden edlen Qualitäten von liebevoller Güte und von Mitgefühl zu vermehren. Es erfordert Mühe, aber es ist möglich. Wir können unsere Liebe und unser Mitgefühl vermehren, indem wir den Bereich der Wesen, die wir einschließen, allmählich immer mehr ausdehnen, bis keines mehr ausgeschlossen ist. Unser Ziel ist es, schließlich ein unparteiisches, unvoreingenommenes Mitgefühl zu zeigen. Es ist wirklich möglich, dieses Ziel zu erreichen. Wir können beschließen, unser eigenes Bodhicitta wachzurufen, uns darin zu üben, die reine Haltung eines Bodhisattva zu entwickeln.

Die Schulung zum Bodhisattva beruht auf der Entwicklung von sechs wichtigen Tugenden. Die erste ist die Großzügigkeit. Was bedeutet Großzügigkeit im Zusammenhang mit der medizinischen Tätigkeit? Es bedeutet die Bereitschaft zu geben, was immer notwendig ist – nicht nur die Medizin oder die Behandlung – sondern auf eine Art und Weise da zu sein, die den Kranken unterstützt. Man fühlt sich im eigenen Verhalten, in dem was man sagt und im Herzen direkt oder indirekt bereit, alles zu tun, was notwendig ist. Es ist eine großzügige Weise da zu sein, welche nicht oberflächlich ist, sondern echt und aufrichtig. Das ist die Bedeutung von Großzügigkeit hier.

Die zweite Tugend sind reine ethische Grundsätze. Was bedeutet das in Bezug auf die Medizin? Es bedeutet, eine äußerst gewissenhafte Haltung zu entwickeln, die einem die richtige Art von Fürsorge für die Patienten ermöglicht. Reine Ethik heißt, die Intuition zu entwickeln, auf der Stelle das Richtige zu tun, egal, was gerade getan werden muss. Es bedeutet, man zögert es nicht hinaus das Richtige zu tun, weil man müde ist oder faul. Wenn Sie ein echtes Gefühl der Anteilnahme entwickeln, können Sie Ihren Wunsch zu helfen sofort verstärken. Die Bedeutung von Ethik ist in diesem Zusammenhang: gewissenhaft sein und versuchen, Gefühle von Gleichgültigkeit und Frustration zu vermeiden.

Die dritte Tugend eines Bodhisattva ist die Toleranz. Toleranz ist nötig, weil Patienten manchmal gereizt werden. Sie können das Gefühl haben, dass sie einfach nicht schnell genug geheilt werden, vor allem wenn ihre Krankheit oder ihre Behandlung besonders unangenehm oder schmerzhaft ist. Sie haben vielleicht all ihre Hoffnung auf den Arzt gesetzt und entwickeln das Gefühl, der Arzt heile sie nicht schnell genug. Sie denken, sie hielten es nicht mehr aus und beginnen sich möglicherweise über den Arzt zu ärgern. Manche Patienten entwickeln nicht nur diese Art von Gefühlen, sondern werden tatsächlich gewalttatig. Eventuell versuchen sie plötzlich, den Arzt oder die Krankenschwester zu schlagen, oder sie beschimpfen sie. Sie können wirklich schlimme Dinge sagen, nicht weil das Sinn macht, sondern weil sie irrational geworden sind. Patienten können so aggressiv und beleidigend werden und einen so reizen, dass man sich fragt: „Was mache ich hier eigentlich? Ich habe mein Bestes versucht, aber diese Person zeigt keine Dankbarkeit. Ich gebe auf. Soll sich jemand anderer um sie kümmern."

Das ist der Punkt, an dem Sie Ihre Toleranz verloren haben. Sie sollten es nicht so weit kommen lassen. Sie können sich klar machen, dass es überhaupt nicht persönlich gemeint ist. Der Patient handelt aus einem Zustand der Verzweiflung heraus, der sehr wenig mit dem jeweiligen Arzt oder der Krankenschwester zu tun hat. Er hat eine verzerrte Sicht der Dinge – die Verzweiflung, die er empfindet, drückt sich in Aggression aus. Es ist sehr wichtig, dies zu verstehen, denn sonst würden Sie diesen Patienten einfach woanders hinschicken wollen – zu einem anderen Arzt, in eine andere Abteilung oder gar in ein anderes Krankenhaus – was auch immer notwendig ist, damit Sie sich nicht mehr um den Patienten kümmern müssen. Sie denken: „Ich will mich nicht mehr mit diesem Menschen befassen. Er ist unmöglich." Diese Art zu denken offenbart nicht nur einen Mangel an Toleranz, sie ist nicht weise. Solch eine Haltung zeigt einfach, dass Sie die Dinge nicht aus der Perspektive des Patienten sehen können.

Ich sage nicht, dass sie den Patienten nicht überweisen sollten, wenn es angebracht ist. Wenn Sie wirklich meinen, dass eine andere Meinung oder eine spezialisiertere Versorgung für den Patienten von Vorteil wäre, dann beruht diese Überweisung auf einer positiven Absicht. Aber wenn Sie aus Müdigkeit, Frustration oder Wut heraus handeln und sich einfach nicht mehr um diesen Menschen kümmern wollen, ist das keine gute Motivation. Wenn die Motivation nicht gut ist, wird es schnell vorbei sein mit Ihrer Toleranz, mit Ihrem Mitgefühl und schließlich mit dem Patienten.

Die vierte Tugend ist die Ausdauer. Ausdauer ist die Bereitschaft, bis zum Ende der Behandlung weiterzumachen. Das kann man auf vielerlei Arten tun. Man kann widerwillig weitermachen, nicht weil man helfen *möchte*, sondern weil man das Gefühl hat, keine andere Wahl zu haben – es ist schließlich unser Job. Man macht weiter mit dem vagen Gefühl: „Ich muss und deshalb mache ich es". Statt dessen könnte man mit einem Gefühl der Freude durchhalten. Sie könnten denken: „Ich möchte diesen Menschen geheilt sehen" und dann mit dieser Haltung weitermachen. Der Ausdruck für diese Art von Ausdauer ist *freudige Ausdauer*.

Freudige Ausdauer kommt von einer reinen Motivation, einer vollkommenen Bereitschaft zu helfen. Um diese Art der Motivation zu entwickeln, können Sie auf folgende Weise über das Leiden nachdenken, das der Patient durchmacht: „Jeder, der leidet, empfindet Schmerz. Wenn ich leide, empfinde ich Schmerz. Wenn sich jemand um mich kümmern und mir helfen würde, wäre ich sehr dankbar und froh. Jetzt ist dieser Mensch mit hohen Erwartungen zu mir gekommen, also werde ich mein Bestes tun, um ihm zu helfen. Ich werde mit meinem Körper, meiner Sprache und meinem Geist alles Notwendige tun. Ich werde jede Medizin und alle Apparate einsetzen, die notwendig sind. Wenn nötig, werde ich in meine Bücher schauen. Ich werde mein ganzes Können rein und mit Eifer anwenden." Diese Art von Ausdauer beruht auf der Freude an Ihren Bemühungen.

Alles was Sie mit Freude tun, macht Sie nicht müde – das sollte man sich klar machen. Mit einer Aktivität, die befriedigend ist und Freude macht, kann man viel länger weitermachen. Sicherlich ist die Aufgabe des Heilens etwas von Grund auf Gutes. Sie hilft Leiden zu lindern. Jemand hat ein Problem und Sie können Ihre Dienste anbieten. Das ist wunderbar. Deshalb ist die Vorstellung sinnvoll, dass Sie an der Aktivität des Heilens Freude haben können.

Die fünfte und die sechste Tugend werden gewöhnlich im Zusammenhang mit der Meditationspraxis erörtert, was aber nicht bedeutet, dass wir die Prinzipien nicht auch auf die Heilkunst anwenden könnten. Die fünfte Tugend besteht in der Entwicklung von vollkommener Konzentration. Das bedeutet, aufmerksam zu sein und sich nicht bei dem, was man gerade tut, ablenken zu lassen. Das gilt ganz besonders für die medizinischen Berufe. Wenn Sie sich mit einem schwierigen Problem befassen sollen, ist es nicht klug, an etwas zu denken, das damit überhaupt nichts zu tun hat. Wenn Sie in der Lage sind sich zu konzentrieren, können Sie Fehler aufgrund von Unachtsamkeit vermeiden. Um Medizin ordentlich zu praktizieren, muss man aufmerksam sein, an alles denken und sich auf die gegenwärtige Situation konzentrieren. Ein Beispiel für mangelnde Konzentration und Unachtsamkeit ist es, wenn Sie notieren, dass das rechte Bein verletzt sei, aber das linke meinen. Oder Sie schreiben den Befund eines Patienten versehentlich auf die Karte eines anderen. Es gibt viele Beispiele. Dahinter steckt keine böse Absicht. Der Fehler entsteht durch Ablenkung, wenn Sie aufmerksam sein sollten. Deshalb brauchen wir die fünfte Tugend, die Konzentration.

Die sechste Tugend ist eigentlich die wichtigste von allen. Sie bedeutet, in einem ganz speziellen Sinne intelligent und weise zu sein. Es ist notwendig, diese spezielle Art von Weisheit anzuwenden, während Sie all die Tugenden praktizieren. Sie müssen auf weise Art großzügig, moralisch, tolerant, ausdauernd und konzentriert sein. Mit Weisheit ist in diesem Zusammenhang eine Qualität von Wachheit gemeint – die Fähigkeit, die Situation klar zu erkennen. Diese Intelligenz – oder auch Weisheit – beruht darauf, dass man die Dinge offen betrachtet und nicht verschleiert durch vorgefasste Ansichten.

Ein großes Hindernis für eine klare Sicht kann intellektueller Stolz oder Stolz auf die eigene Professionalität sein. Von gebildeten Menschen in verantwortungsvollen Positionen, wie zum Beispiel Professoren, Ärzten oder Politikern, nimmt man an, dass sie kompetent seien. Manche von ihnen werden gewillt sein, sich einige Vorschläge anzuhören, bevor sie eine Entscheidung treffen – sie können sich gut mit anderen beratschlagen. Andere Menschen in verantwortungsvollen Positionen hören anderen vielleicht nicht gerne zu und halten ihre eigene Meinung von vornherein für die beste. Wenn sie einmal zu einem Entschluss gekommen sind, wollen sie sich mit niemandem mehr besprechen. Diese Neigung könnte aus Stolz entstehen oder aus einem Gefühl der Rivalität gegenüber anderen. Es gibt zahlreiche Gründe für derartige Gefühle. Aber wir brauchen dieser Neigung nicht nachzugeben. Wenn wir solch eine Haltung haben, ist es am besten, diesem Muster nicht einfach zu folgen, sondern unvoreingenommener und offener im Geiste zu werden. Wir müssen bereit sein herauszufinden, was am besten ist, anstatt anzunehmen wir wüssten es schon.

Ärzte beginnen im Allgemeinen mit der gleichen Ausbildung. Im Laufe der Zeit können sich ihre Erfahrungen und Erkenntnisse aber sehr von denen eines anderen Arztes unterscheiden. Deshalb ist es sinnvoll, Probleme mit anderen Fachleuten zu besprechen. Dabei stellt man vielleicht fest, wie sich eine vorher schwierige Situation erhellen lässt. Wenn Fachleute bereit sind, ein Problem mit Kollegen zu diskutieren, kann das wirklich nützlich sein.

Bodhicitta lässt sich beschreiben als die erleuchtete oder erwachte Geisteshaltung, die von dem aufrichtigen Wunsch geleitet ist, anderen zu helfen. Die Beziehung zwischen Bodhicitta und dem natürlichen Zustand ist die, dass ein Wohlwollen ohne irgendwelche Konzepte spontan vorhanden ist, wenn wir in unserem natürlichen Zustand verweilen. Bodhicitta ist auf natürliche Weise und vollständig vorhanden, ohne irgendwelche künstlichen Aspekte. Die direkte Erfahrung des natürlichen Zustandes wird das *absolute* oder das *letztendliche Bodhicitta* genannt. Im Gegensatz dazu nennt man den bewussten Wunsch, anderen zu helfen, *relatives Bodhicitta*. Durch die Entwicklung und Übung von relativem Bodhicitta können wir schließlich den letztendlichen Zustand des Erwachens verwirklichen. Derart ist die Verbindung. Solange wir den natürlichen Zustand nicht erkannt haben, werden unsere Güte und unser Mitgefühl als relativ betrachtet. Wenn wir den natürlichen Zustand erkannt haben, ist Güte spontan vorhanden und wir erleben absolutes Bodhicitta. Alles, was wir brauchen, um mit dieser Entwicklung zu beginnen, ist erleuchtete Entschlossenheit.

15

Die Notwendigkeit eines Lehrers

In den buddhistischen Belehrungen wird immer wieder betont, wie notwendig ein Lehrer sei, um unsere grundlegende Natur zu erkennen. Manche Leute meinen vielleicht, sie könnten diese fundamentale Essenz selbst erkennen. Wir sollten jedoch einer Meinung darüber sein, dass das Üben einer sehr wichtigen Sache gewöhnlich einen Lehrer erfordert. Kann man Arzt werden ohne Lehrer? Kann man sagen, dass vielleicht 99 Prozent der Medizinstudenten Lehrer gehabt hätten und ein Prozent keine? Nein, so ist es nicht. Wenn man versucht, Patienten zu behandeln, ohne bei einem qualifizierten Arzt Medizin studiert zu haben, kann man ihnen nicht effektiv helfen. Wenn dem nicht so wäre, wäre es leicht, anderen zu helfen. Wann immer wir kranken Menschen begegnen würden, würden wir automatisch wissen, wie wir ihnen helfen könnten.

Muss man nicht kompetent sein, um Medizinstudenten unterrichten zu dürfen? Es kann ja nicht jeder kommen und Ärzte ausbilden. Der Professor an der medizinischen Fakultät braucht bestimmte Qualifikationen. Man braucht also nicht nur irgendeinen Lehrer, um den Arztberuf zu erlernen, sondern einen qualifizierten. Und um Studenten auf die bestmögliche Weise helfen zu können, muss der Lehrer ein gutes Vorbild sein. Wenn ein Medizinprofessor nicht nur umfassende medizinische Kenntnisse besitzt, sondern auch geduldig, tolerant und großzügig ist, werden die Studenten gut auf ihn reagieren. Wenn der Lehrer jedoch viel über medizinische Themen weiß, aber nicht viel Geduld besitzt und gereizt und abrupt reagiert, verunsichert das die Studenten.

Außer einem Lehrer sind auch Patienten notwendig – Menschen, die leiden und eine Versorgung brauchen. Es reicht nicht aus, die Theorie zu kennen. Persönliche Erfahrung im Behandeln von Patienten ist notwendig. Wenn man keine Patienten hätte, wie würde man dann Erfahrungen sammeln? In ähnlicher Weise übt man sich auf dem spirituellen Weg in Großzügigkeit, Ethik, Toleranz und ähnlichen Qualitäten. Und um diese Qualitäten entwickeln zu können, braucht man die Interaktion mit anderen Menschen. Wie man sowohl einen guten Lehrer als auch Patienten braucht, um die Qualitäten eines guten Arztes zu entwickeln, braucht man beim buddhistischen Training sowohl Buddhas als auch fühlende Wesen, und mit Hilfe beider kann man spirituelle Fortschritte machen.

Im buddhistischen Kontext ist das Wort „Lehrer" nicht synonym mit dem „spirituellen Führer". Um Lehrer zu werden, genügt es, nur die Theorie zu studieren, und wenn man sie gut wiederholen kann, wird man Lehrer genannt. Dies ist jedoch nicht genug, um als ein spiritueller Führer betrachtet zu werden. Um jemand anderen führen zu können, braucht man Wissen aufgrund von persönlicher Erfahrung. Man braucht den Geschmack von echten Erfahrungen, denn der spirituelle Führer ist nicht jemand, der nur Theorie vermittelt. Es ist seine Verantwortung, andere Menschen an Erfahrungen heran zu führen, die er selbst gemacht hat – also nicht an ein theoretisches Ideal. Deshalb muss der spirituelle Führer eine gewisse Verwirklichung und Mitgefühl besitzen. Wenn er diese beiden Qualitäten besitzt, kann er ein qualifizierter spiritueller Führer genannt werden.

Es ist jedoch nicht genug, nur einen qualifizierten Lehrer oder Führer zu haben. Die Person auf der empfangenden Seite muss ebenfalls qualifiziert sein. Der Medizinprofessor mag ein großartiger Lehrer sein, wenn aber die Studenten nicht interessiert sind oder unfähig zu lernen, werden sie keine guten Ärzte werden. Für die Erlernung des Arztberufes ist die wichtigste Voraussetzung der aufrichtige Wunsch, ein Arzt zu werden. Um spirituelle Fortschritte zu machen, ist ein ähnlich intensives Bedürfnis notwendig. Man könnte von Aufrichtigkeit, Interesse oder Vertrauen sprechen. Man braucht auch Ausdauer, nicht nur für das theoretische Studium, sondern ebenfalls wenn es darum geht, praktische Erfahrungen zu sammeln. Ich habe bereits erwähnt, dass die richtige Art von Ausdauer nicht darin besteht, sich durch das Training zu zwingen, sondern darin, den Wert des eigenen Vorhabens zu verstehen und es deshalb mit Freude anzugehen. Diese freudige Ausdauer ist besonders wichtig bei dem Versuch praktische Erfahrungen zu sammeln.

Bei der spirituellen Schulung ist es genauso wie bei der medizinischen Ausbildung: Wenn man mit einem rein intellektuellen Verständnis auf halbem Wege stehen bleibt, ist das in gewisser Weise riskant. Ein spirituelles Training hat, wenn man die Theorie nicht in die Praxis umsetzt, keine echten Auswirkungen und korrigiert die persönlichen Fehler nicht. Wenn man die Unterweisungen nicht benutzt, um Theorie und Praxis wirklich miteinander zu verbinden, kann man leicht eingebildet oder stolz werden, weil man ein gewisses theoretisches Verständnis gewonnen hat. Wenn man aufgrund von etwas intellektuellem Wissen Dünkel hat, neigt man automatisch dazu, andere als weniger wichtig als sich selbst zu betrachten. Man ist leicht versucht, das Verständnis eines anderen Menschen zu belächeln. Wenn man wirklich ein spirituelles Training durchläuft oder sich um echte Patienten kümmert, macht einen das von Natur aus demütig.

Beginnt man damit, das eigene intellektuelle Verständnis mit persönlicher Erfahrung zu verbinden, geschieht etwas. Es kommen spontan eine gewisse Dankbarkeit, ein Vertrauen und Mitgefühl auf. Man fängt an, die Unterweisungen und den spirituellen oder medizinischen Leiter mehr wertzuschätzen. Warum? Weil man spürt, dass man sich verändert – dass sich wirkliche Erkenntnis und Zuversicht entwickeln. Man erkennt, wie diese Veränderung unmittelbar von der Anwendung einer bestimmten Unterweisung gekommen ist. So fängt man an, den Wert der Unterweisungen und die Person, die die Quelle der Unterweisungen ist, wertzuschätzen. Man beginnt der Schulung zu vertrauen, weil sich die Belehrungen und die Praxis wirklich auf einen selbst oder die Versorgung der eigenen Patienten ausgewirkt haben. Durch die Wertschätzung dessen, wie wir uns verändern konnten, werden wir uns auch bewusster, wie andere diese Fähigkeit zur Veränderung gleichermaßen besitzen. Dies lässt unser Mitgefühl für andere allmählich zunehmen.

Wenn wir den theoretischen Hintergrund der buddhistischen Praxis studieren, wird uns klarer, welche Qualitäten man durch eine spirituelle Praxis entwickeln kann. Aufgrund dieser Beschreibungen fängt man an, diejenigen Menschen zu bewundern, die diese Praktiken vollendet haben, und entwickelt das Verlangen, selbst so zu werden. Das ist der Grund, weshalb wir die Theorie studieren. Wenn diese dann zur tatsächlichen Erfahrung wird, beginnen sich unsere eigenen Qualitäten zu entwickeln. Blindheit und geistige Schleier nehmen ab und das Vertrauen in die spirituelle Praxis nimmt zu. An einem gewissen Punkt kann dieses Vertrauen unerschütterlich werden. Wenn man nur die Theorie studiert, kann sich diese Art von unerschütterlichem Vertrauen nicht entwickeln. Man gewinnt nur eine Vorstellung davon, wie die Dinge sein könnten. Wenn man es dagegen tatsächlich selbst erlebt, fühlt es sich anders an.

Schon bevor wir den natürlichen Geisteszustandes erleben können, können wir natürlich auch schon Mitgefühl empfinden. Wir empfinden vielleicht sogar spontanes Mitgefühl für Freunde und geliebte Menschen. Aber wir müssen uns immer noch anstrengen, um Mitgefühl für Fremde zu empfinden. Um zu Menschen nett zu sein, die wir nicht kennen, müssen wir uns mehr bemühen. Richtig schwierig wird es mit Menschen, die uns verletzt haben. Selbst wenn wir unter solchen Umständen mitfühlend zu handeln versuchen, empfinden wir nicht wirklich so. Wir können bestenfalls ein bisschen Mitgefühl vortäuschen.

Wenn wir uns die echte spirituelle Praxis zu eigen machen, unsere grundlegende Natur zu erkennen, sind die Grenzen zum Mitgefühl nicht mehr so starr. Unser Mitgefühl wird offener, freier, müheloser. Es fällt uns leichter, uns allen Menschen, denen wir begegnen, nahe und zugeneigt zu fühlen, weil wir nicht mehr so eingeschränkt sind aufgrund von Konzepten. Selbst wenn wir jemanden treffen, der offensichtlich versucht hat, uns beziehungsweise unsere Gefühle zu verletzen, wird uns das nicht mehr so stören, und wir können trotzdem freundlich zu ihm sein. Dies sind einige der Qualitäten, die aus der Einsicht hervorgehen, welche man in einem praktischen, von einem Lehrer angeleiteten Training erlangen kann.

16

Verschiedene Arten von Lehrern

Wie ich schon im letzten Kapitel erwähnt habe, ist ein Lehrer notwendig, um Fortschritte zu machen auf dem spirituellen Weg. Wenn wir uns für eine spirituelle Entwicklung zu interessieren beginnen, können wir vielleicht nicht gleich einem authentischen Lehrer persönlich begegnen und Unterweisungen von ihm bekommen. In der buddhistischen Tradition gibt es jedoch vier Arten von Lehrern. Wenn man weiß, wie man diese Möglichkeiten nutzen kann, kann man sich unverzüglich auf den spirituellen Weg machen.

Die erste Art von Lehrern sind die Worte erleuchteter Wesen. Dies sind wertvolle Ratschläge in schriftlicher Form, Niederschriften von Belehrungen erleuchteter Meister aus der Vergangenheit, wie etwa des historischen Buddha und anderer. Wenn wir geschriebene Worte studieren und ihre Bedeutung in uns aufnehmen, erfahren wir eine gewisse Anleitung. In diesem Sinne ist das geschriebene Wort ein Weg der Belehrung. Aber der Autor muss sowohl weise als auch liebevoll sein. Die besten Autoren sind natürlich diejenigen, von denen es heißt, sie seien frei von Unwissenheit. Aus buddhistischer Sicht heißt das, sie seien aus ihrer Blindheit erwacht. In einer Geschichte aus der Zeit Buddhas kommt ein Jugendlicher zum Buddha und fragt: „Wer bist du eigentlich? Viele Leute sprechen von dir, und dein Name ist vielerorts zu hören, aber wer bist du wirklich?" Der Buddha antwortete: „Ich bin der Erwachte." Wenn ein erwachtes Wesen der Autor ist, dann ist das, was von den Belehrungen dieses Menschen direkt niedergeschrieben wurde, authentisch und richtig. Das ist eine Art von Lehrer.

Die zweite Art von Lehrer wird lebender Lehrer einer Linie genannt, Halter eines Wissens, das durch eine ununterbrochene Reihe von Menschen weitergegeben worden ist. Ein Meister lehrt einen Schüler durch mündliche Unterweisungen, was zu tun und was zu lassen ist, damit er zu Erkenntnis gelangt. Wenn dieser Schüler die Belehrungen selbst voll verwirklicht hat, gibt er sie an den Nächsten weiter. In der Tat sind diese mündlichen Unterweisungen von einer Person zur nächsten weitergegeben worden, von den ursprünglichen Belehrungen des Buddha bis heute. Die letzte Person in dieser Linie können wir tatsächlich treffen, und wir können von ihr Ratschläge bekommen. Diese Art von Lehrer nennen wir den lebenden Lehrer einer Linie.

Ein solcher Mensch muss jedoch viele Qualifikationen besitzen. Er oder sie muss sehr bewandert sein in Philosophie und anderen schriftlichen Belehrungen, muss aber auch verwirklicht sein, was die eigene Erfahrung betrifft. Aus buddhistischer Sicht sollte diese Person – die männlich oder weiblich sein kann – Erfahrung besitzen in dem, was ich bereits als „mitfühlende Leerheit" beschrieben habe. Das ist die Basis. *Leerheit* kann in diesem Zusammenhang auch „weise Einsicht" genannt werden. Niemand kann jemand anderen lehren, wie er diesen Geisteszustand erlangen kann, ohne zuerst selbst darin stabil geworden zu sein. Wenn ein Lehrer die weise Einsicht in den Zustand der Leerheit hat, ist er frei von Unwissenheit, frei von Nicht-Wissen.

Die Einsicht in die Leerheit löst auch das unwissende Anhaften an der Dualität auf und ermöglicht wahres Mitgefühl. Die Atmosphäre von Offenheit, die sich ausbreitet, wenn wir an keinen Konzepten festhalten, lässt ein unbegrenztes, nicht-begriffliches Mitgefühl zum Vorschein kommen. In dieser Atmosphäre von Offenheit entfaltet sich ein makelloses, reines Mitgefühl – eine Form von Mitgefühl, die nicht voreingenommen oder in irgendeiner anderen Weise begrenzt ist. Sobald sich das unwissende Festhalten an der Dualität auflöst, ist das daraus resultierende Mitgefühl wie die Liebe einer Mutter zu ihrem einzigen

Kind und gilt jedem, dem man begegnet. Ein Mensch, der diese Art von mitfühlender Leerheit aufweist, kann wahrhaftig „lebender Meister einer Linie" genannt werden.

Eine dritte Art von Lehrer ist der symbolische Lehrer der Erfahrungen. Er besteht aus den Erfahrungen, die wir in unserem täglichen Leben machen. Wir machen alle eine große Vielfalt an Erfahrungen, aufgrund derer wir viele verschiedene Gefühle erleben. Diese Erfahrungen gehen jedoch alle vorüber und verschwinden so, wie sie gekommen sind. Was wir als „mein" Leben betrachten, ist in Wirklichkeit etwas sehr Ungreifbares und schwer zu Beschreibendes.

Buddha sagte, dass die Welt unbeständig und flüchtig sei wie die Herbstwolken. In Indien, wo er lebte, verändern sich die Wolkenformationen am Herbsthimmel sehr schnell. In ähnlicher Weise heißt es, dass Geburt und Tod der Wesen einem Schauspiel, das man auf einer Bühne sieht, vergleichbar seien. In einem Schauspiel können ganze Lebensgeschichten in ein oder zwei Stunden dargestellt werden – jemand wird geboren, wächst heran und stirbt. Die Geburt und der Tod der Wesen sind wie ein dramatisches Schauspiel, das man beobachtet. Unsere glücklichen und unsere traurigen Zeiten können unsere Lehrer sein. Wir können aus ihnen lernen – aus dem Drama, das wir selber inszenieren. Sogar die Begegnung mit Krankheit und Tod kann als Lernerfahrung gesehen werden.

Ärzte beziehen sich auf die Krankheit als etwas, das den Patienten betrifft und nicht sie selbst. Aber Ärzte sind im Grunde auch nicht anders als die Patienten. Sie können ebenfalls krank werden. Aufgrund ihrer Arbeit sehen Ärzte eventuell viele Todesfälle. Wenn sie ehrlich sich selbst gegenüber sind, werden sie zugeben, dass sie in derselben Schlange stehen – in der Schlange, die auf den Tod wartet. Es ist schwer, darüber nachzudenken. Was können Sie tun, wenn Sie mit einem Sterbefall konfrontiert sind? Sie können dieses Ereignis als Lehrer nutzen. Wir sollten aus diesen Erfahrungen lernen, wie man das eigene Leben gut lebt, solange man am Leben ist. Wenn wir krank werden, müssen wir wissen, wie man gut mit der Krankheit umgeht – wie man das Beste daraus macht. Wenn wir beginnen zu sterben, sollten wir auch gut im Sterben sein.

Es ist besonders wichtig, ein Experte im Sterben zu sein. Wenn die Menschen nicht sterben würden, würde es nichts bringen, über dieses Thema zu sprechen. Warum sich die Mühe machen, über das Sterben zu sprechen, wenn die Chance besteht, dass man nicht stirbt? Wenn man sich jedoch umsieht, kann man kein Beispiel von Menschen finden, die nicht gestorben wären. Wenn wir auf der Welt nur einen Menschen treffen könnten, der nicht gestorben wäre oder dem nicht das Schicksal zu sterben bevorstehen würde, oder wenn wir auch nur von der Existenz solch eines Menschen gehört hätten, könnten wir beginnen zu zweifeln, ob wir selbst sterben müssen. Wenn es auch nur einen einzigen solchen Menschen gäbe, könnten wir denken: „Vielleicht bin ich auch so einer. Wenn er der erste ist, vielleicht werde ich dann der zweite." Aber es hat nie jemanden gegeben, der nicht gestorben wäre. Wir sitzen alle ohne Ausnahme im gleichen Boot. Deshalb müssen wir gut werden im Sterben, nicht nur im eigenen, sondern auch in der Rolle des Arztes, der mit Menschen zu tun hat, die sich im Sterbeprozess befinden. Sie müssen gut darin sein, sterbenden Patienten zu helfen. Sterbende sind voller Angst – sie haben große körperliche Schmerzen und eventuell auch große Sorgen und Angst. Manche Menschen fürchten sich panisch. Es ist der Zeitpunkt gekommen, an dem sie sich von allem, was sie kennen, trennen müssen: von ihren Freunden, von ihrer Familie, von ihren engsten Vertrauten, von ihren Kindern und von ihrem Besitz – von allem. Der Gedanke, sich von allem trennen zu müssen, was sie kennen, ist fast unerträglich. Obwohl sie sich von nichts und niemandem trennen möchten, müssen sie dennoch gehen. Sie sterben trotzdem. Wenn sie ein paar Freunde mitnehmen könnten oder ein paar Familienangehörige und einige hoch geschätzte Besitztümer, dann wäre es nicht so schlimm. Aber sie können nichts mitnehmen, nicht einmal ihren Körper. Alles müssen sie zurücklassen. Alles müssen sie aufgeben, loslassen. Diese Art von Gefühlen lastet schwer auf dem Geist eines Patienten.

Natürlich können Patienten je nach Religion oder Glauben eine Vorstellung davon haben, was nach dem Tod passieren wird, aber ehrlich gesagt weiß es niemand mit Gewissheit. Deshalb neigen sie unabhängig von ihrem Glauben dazu zu denken: Was wird *wirklich* passieren? Im Moment befinden wir uns nicht im tatsächlichen Sterbeprozess, deshalb ist jetzt die Zeit, uns vorzubereiten. Jetzt ist die Zeit zu lernen, wie wir uns darauf vorbereiten, wie wir uns selbst dazu befähigen, mit der Situation des Sterbens richtig umzugehen, wenn sie schließlich eintritt.

Der Teil von Ihnen, der jetzt im Moment weiß und fühlt, ist Ihr Geist. Wenn die Zeit zum Sterben kommt, ist das, was weiß und fühlt, der gleiche Geist. Und das, was weiterhin Erfahrungen macht und all das durchläuft, was nach dem Tod passiert, ist wiederum der gleiche Geist. Es ist nichts anderes. Jetzt, wo wir leben, besitzen wir eine große Freiheit zu wählen, was wir tun wollen. Deshalb ist es vernünftig, uns für die richtigen Möglichkeiten zu entscheiden. Wenn wir darüber nachdenken, dass wir selbst sterben werden, und wenn wir mit dem Tod anderer Menschen konfrontiert sind, ist das wie ein Lehrer, der uns an die Wahrheit erinnert.

Die vierte Art von Lehrer heißt der letztendliche Lehrer der uns innewohnenden Natur. Dieser Lehrer hat auch andere Namen: *von selbst existierende Bewusstheit, angeborener Geist, immanente Wachheit oder nicht-bedingte, immanente Soheit.* Letzteres klingt schön tiefgründig, nicht wahr? Aber der Zweck dieser Worte ist es nicht nur, tiefgründig zu *klingen.* Diese Worte tragen eine tiefe Bedeutung in sich; sie beziehen sich auf die Grundlage für das Wissen, das wir durch Übung selbst erleben können. Dies ist von äußerster Wichtigkeit. Man könnte in der Tat sagen, dass das wichtigste Ziel im Leben eines Menschen darin bestehe, die nicht-bedingte, ihm innewohnende Natur zu erkennen und zu erfahren. Warum? Weil das Ruhen oder Verweilen im Zustand der nicht-bedingten, einem innewohnenden Natur *jeglichen* Gefühlszustand befreit. Es befreit einen vom unwissenden Festhalten an der Dualität. In der Tat gibt es keine größere Freiheit, die man erlangen könnte oder die erlangt werden müsste.

Viel beschäftigte westliche Menschen haben oft das Gefühl, sie hätten nicht genug Zeit für eine spirituelle Praxis, selbst wenn sie meinen, dass diese von Nutzen sein könnte. Wie alles andere hängt das im Wesentlichen davon ab, wie viel Interesse man der spirituellen Praxis schenkt und welche Bedeutung man ihr beimisst. Westliche Menschen haben die Fähigkeit hoch entwickelt, ihre tägliche Arbeit zu organisieren und zu erledigen. Sie schaffen viel an einem Tag. Wenn einem Menschen seine normale tägliche Aktivität interessant und lohnenswert erscheint, ist die spirituelle Praxis vielleicht nur eine Art Hobby. Sie ist jedoch selbst als Hobby von einigem Nutzen.

Wie weit wir unsere spirituellen Qualitäten entwickeln möchten ist eine vollkommen individuelle Angelegenheit. Buddha hat einmal gesagt, dass die spirituelle Praxis jedem offen stünde. Jeder darf einer spirituellen Praxis nachgehen und jeder, der sich dafür entscheidet, wird Nutzen daraus ziehen, unabhängig davon, wer er ist. Es stellt sich einem dann die Frage, wie man eine spirituelle Praxis am besten ausübt. Die Antwort ist die, dass man im Idealfall das gewöhnliche tägliche Leben aufgibt und sich einsgerichtet auf die spirituelle Praxis konzentriert. Das Musterbeispiel dafür ist jemand, der in die Berge geht, in einer Höhle lebt und wenig anderes macht als seine spirituellen Übungen. In den tibetischen Bergen hat es einen berühmten Yogi namens Milarepa gegeben. Es würde Ihnen sicher gut tun, seine Lebensgeschichte zu lesen. (Milarepa – Tibets großer Yogi, Ffm 2004)

Die zweite Möglichkeit, sich der spirituellen Praxis zu widmen, besteht darin, eine klösterliche Umgebung aufzusuchen. Hier ist alles darauf ausgerichtet, dass Menschen ihre spirituellen Qualitäten entwickeln können. Man kann ein Mönchs- oder ein Nonnengelübde ablegen, und dann gibt es ein Programm von Studium, Meditationspraxis, Diskursen und Gesprächen, dem man von morgens bis abends folgt.

Die dritte Möglichkeit, eine spirituelle Praxis auszuüben, ist die schwierigste. Das ist die als Laie. Ein Laie ist definiert als jemand, der aktiv mit den Aufgaben des täglichen Lebens beschäftigt ist: Eltern mit Kindern, eine verheiratete Person, jemand, der arbeiten geht, und jeder, der viele Pflichten und Aufgaben hat. Bei all diesen Aktivitäten gibt es Situationen, die verschiedene Gefühlszustände provozieren, wie zum Beispiel Anhaftung, Aggression, Stolz, Neid und andere Gefühle. Man lebt in einem Ozean von Gefühlen. Wer fähig ist, auch während der Beschäftigung mit den Erfordernissen des täglichen Lebens zu praktizieren und so Verwirklichung erlangt, würde in der Tat als die hervorragendste Art von Praktizierendem betrachtet werden, denn dies ist der schwierigste Weg. Der zweitbeste Weg wäre der, ein Praktizierender in einem klösterlichen Rahmen zu werden. Am einfachsten ist die spirituelle Praxis für denjenigen, der in einer abgelegenen Höhle in den Bergen lebt, wo er frei ist von äußeren Ablenkungen.

Die buddhistische Philosophie betrachtet es als die wichtigste Praxis, den letztendlichen Lehrer – unsere innewohnende Natur – zu erkennen. Anfangs erfordert es Mühe, uns der uns innewohnenden Natur bewusst zu werden. Wir müssen uns selbst immer wieder daran erinnern. Aber das ist nur am Anfang so. Mit zunehmender Übung und Praxis erfordert es immer weniger Mühe, uns daran zu erinnern, unsere eigene Natur zu erkennen. Unsere Praxis wird geschmeidiger. Wenn unsere Erfahrung der mitfühlenden Leerheit der uns innewohnenden Natur immer stabiler wird, verstricken wir uns immer weniger in blinde Emotionen und negative Handlungen. Gleichzeitig stellen wir auch fest, wie unsere guten Eigenschaften – wie Weisheit, Mitgefühl und die Fähigkeit, unser Bewusstsein zu entfalten und immer weiter auszudehnen – zunehmen, bis wir schließlich das erreichen, was wahre und vollkommene Erleuchtung genannt wird.

17

Einen ruhigen Geist entwickeln

Wenn wir uns in Meditation üben, besteht der erste Schritt darin, unsere Aufmerksamkeit zur Ruhe kommen zu lassen. Warum? Weil in einer ruhigen Atmosphäre Intelligenz und Mitgefühl von alleine aufblühen. So wie sich Wasser klärt, wenn es nicht aufgewühlt wird, klärt sich auch der Geist, wenn er nicht aufgewühlt wird. Im Laufe eines menschlichen Lebens gibt es so viel Hoffnung und Furcht, so viel Kummer und Sorge – schon an einem einzigen Tag. Wir erleben – ohne Ende – alle möglichen negativen Gefühle. Unsere Erwartungen und Bestrebungen erfüllen sich nicht immer. Unerfüllte Wünsche zu haben ist an sich schon schmerzhaft. Eine Art von spiritueller Praxis besteht darin herauszufinden, welche unserer Wünsche realistisch sind. Wie viele unserer Ziele können wir ehrlicherweise zu verwirklichen hoffen? Es ist gut, ein paar pragmatische Grenzen zu setzen.

Ab und zu brauchen wir vielleicht die Erlaubnis, uns entspannen zu dürfen und nicht so hart zu uns selbst sein zu müssen – um sich einfach wohl zu fühlen und glücklich zu sein. Wir sollten lernen, mit uns selbst liebevoll umzugehen. Je mehr wir uns erlauben, uns frei und leicht zu fühlen, umso glücklicher sind wir. Je mehr wir uns selbst unter Druck setzen und je mehr wir uns einschränken, umso weniger fühlen wir uns wohl. Das ist eine offenkundige Tatsache, die wir aus eigener Erfahrung kennen.

Wenn wir glücklich sein wollen, sollten wir herausfinden, was wir brauchen, um glücklich zu sein. Zufriedenheit hängt nicht in erster Linie von äußeren Dingen ab. Äußere Dinge bilden den Rahmen, aber eben nur den Rahmen. Das Wichtigste ist der eigene Geist. Wenn Sie es verstehen, Ihren Geist frei und unbeschwert sein zu lassen, werden Sie sich, egal wo Sie hingehen, immer wohl fühlen. Egal, mit wem Sie zusammen sind, es wird für Sie immer in Ordnung sein. Wenn Sie sich andererseits frustriert, gestresst, unglücklich oder nicht erfüllt fühlen, werden Sie sich immer unwohl fühlen, egal wo Sie hingehen und egal mit wem Sie zusammen sind.

Für jeden von uns ist das Wichtigste unser eigener Geisteszustand. Das, was Freude oder Kummer, Vergnügen oder Schmerz empfindet, ist allein unser Geist. Aber unser Geist braucht nicht nur auf die Dinge um uns herum zu reagieren. Man kann ihn in verschiedene Richtungen lenken. Man kann sich auf das ausrichten, was gut ist, und dadurch an positive Gedanken gewöhnen. Wenn man sich negativ ausrichtet, kann auch das zur Gewohnheit werden. Wenn Sie sich gestatten, apathisch und gleichgültig zu sein, werden Sie unsensibel und dumpf werden. Das Wort *spirituell* beinhaltet, dass man den Geist auf etwas Gutes, etwas Edles ausrichtet oder hinlenkt. Einfach nur das. Einer der wichtigsten Faktoren zur Verwirklichung dieses Zieles besteht darin, zu wissen, wie wir selbst vollkommen gelöst und entspannt sein können.

Viele Menschen versuchen sehr angestrengt, etwas für ihre körperliche Gesundheit zu tun, indem sie verschiedene Übungen und Diäten machen. Sie investieren viel Energie, um körperlich gesund zu sein. Aber sollten wir nicht auch etwas für unsere geistige Gesundheit tun? Der Geist ist wichtiger als der Körper – der Körper ist einfach nur das Werkzeug für den Geist, damit er handeln kann. Wenn der Geist denkt: „Steh auf und geh!", dann steht der Körper auf und geht. Wenn der Geist denkt: „Setz dich!", setzt sich der Körper.

Die meisten von uns sind sehr beschäftigt. Die Aufgaben, denen wir so geschäftig nachgehen, dienen gewöhnlich einem Zweck. Im Allgemeinen können wir sagen, ihr Zweck besteht darin, sicherzustellen, dass alles was danach kommt, angenehm wird. Mit anderen Worten: Wir verbringen eigentlich unser ganzes Leben damit, das vorzubereiten, was als Nächstes kommt. Dieser Prozess ist automatisch mit Angst verbunden, weil wir an einem speziellen Ergebnis festhalten. Sichern zu wollen, dass die Dinge in einer bestimmten Weise laufen, erzeugt von sich aus Hoffnung und Angst. Selbst eine minimale Sorge, ob die Zukunft gut sein wird, ist immer ein bisschen schmerzhaft. Wenn das Ziel all unserer Aktivitäten unser Wohlergehen im Leben ist, die Vorbereitung darauf aber beinhaltet, dass wir uns nicht wohl fühlen, wann haben wir dann unser Ziel erreicht?

Es ist nicht notwendig, sich ständig Sorgen um die eigene Gesundheit oder das eigene Glück zu machen. Es ist in Ordnung, sich zu entspannen. Natürlich müssen wir darauf achten, wie die Dinge laufen. Wir können unsere Pflichten nicht ganz ignorieren, wir brauchen uns aber auch nicht zwanghaft Gedanken zu machen. Wir können uns auch einmal entspannen. Wenn es wirklich *notwendig* wäre, sich Sorgen zu machen und ununterbrochen bekümmert zu sein, um unsere Ziele zu erreichen, dann wäre es in Ordnung. Wenn es *nützlich* wäre, um unser Ziel zu erreichen, dann sollten wir es tun. Aber wir machen es uns in der Tat nur schwer. Ich sage nicht, dass Sie sich keine Gedanken darüber machen sollten, wie sich Ihr Leben entwickelt. Es besteht nur keine Notwendigkeit, übermäßig besorgt zu sein.

Wenn Sie sich Mitgefühl und Weisheit wünschen, die natürlich und ungekünstelt sind, so entstehen diese nur aus einem ruhigen Geisteszustand. Die Übung, ruhig zu werden, kann man Meditation nennen. Man kann ihr auch jeden beliebigen anderen Namen geben. Um vollkommen entspannt zu sein, verweilen wir in einem Zustand, der über das Denken, über die Vorstellungen hinausgeht und dennoch bewusst ist. Diese Art von Gewahrsein kann als *nicht-bedingte Soheit* bezeichnet werden. Das Verweilen in diesem Zustand ist wahre Entspannung. Sich nur zu entspannen und ruhig zu werden, ist jedoch nicht das Gleiche wie in nicht-bedingter Soheit zu ruhen. Wenn wir bewusst versuchen, uns zu entspannen und ruhig zu sein, ist da immer noch das selbstbezogene Gefühl, in einem ruhigen Zustand zu verweilen. Es sind immer noch Vorstellungen vorhanden wie: „Ich bin ruhig. Ich verweile. Ich muss ruhig sein. Ruhig, ruhig, ruhig. Jetzt bin ich nicht mehr ruhig. Ich bin aufgestanden."

Mit *Soheit* ist unsere grundlegende Natur gemeint, etwas Nicht-Bedingtes, das in jedem von uns vorhanden ist. Wenn unsere Aufmerksamkeit mit dualistischem Denken beschäftigt ist, ist unsere grundlegende Natur verdunkelt und der daraus resultierende Geisteszustand wird *verdunkelte Soheit* genannt. Aber in dem Moment, in dem diese Beschäftigung mit dem Festhalten an der Dualität zurückgehen und aufhören darf, wird dieser Geisteszustand *nicht-verdunkelte Soheit* genannt.

Nicht-bedingte Soheit ist schon immer als die Natur jedes fühlenden Wesens vorhanden. Alle Probleme entstehen durch unsere Unwissenheit darüber. Mit ziemlicher Wahrscheinlichkeit verweilen wir ab und zu einen Augenblick lang einfach nur in unserer grundlegenden Natur, aber dieses Erlebnis dauert vermutlich nicht lange. Da wir es nicht gewöhnt sind, diese Natur zu erkennen, können wir sie nicht als das, was sie ist, wahrnehmen. Unsere grundlegende Natur zu erkennen hat nichts mit Religiosität oder Spiritualität zu tun oder damit, dass wir uns Buddhist nennen würden. Da wir es nicht gewöhnt sind, unsere grundlegende Natur zu erkennen, können wir diese kurzen Einblicke einfach nicht pflegen und ausdehnen. Infolgedessen räumen wir den wirklich wichtigen Dingen nicht den Vorrang ein. Wir ignorieren unseren eigentlichen Zustand und machen weiter wie zuvor. Was von wahrhaft entscheidender Bedeutung ist, wird nicht erkannt – und Belanglosigkeiten messen wir große Bedeutung bei.

Unsere grundlegende Natur – was auch immer sie wirklich ist – zeigt sich uns in dem Moment, in dem der Geisteszustand, der sie verdunkelt, sich auflösen kann. Diese direkte Erfahrung unserer grundlegenden Natur wird, selbst wenn sie nur einen Moment lang anhält, das Erkennen unseres natürlichen Zustands genannt. Dies gilt für jeden von uns, gleichgültig wer wir sind. Die Begriffe Karma, Verdunkelungen und störende Gefühle beschreiben Geisteszustände, in denen unsere Aufmerksamkeit an der Dualität festhält. Sie verschwinden alle in dem Moment, in dem wir unsere nicht-verdunkelte Soheit erkennen. Was übrig bleibt, sind tiefes Mitgefühl und tiefgründige Weisheit.

Es gibt viele Weisen, sich zu entspannen und ruhig zu werden. Man könnte einen stupiden Zustand von Halbschlaf erreichen, wie ein Bär, der Winterschlaf hält. Bären ruhen im Winterschlaf viele Monate lang, besitzen aber kein Gewahrsein in diesem Zustand. Am besten ist es, auf eine sehr präsente, klare Art ruhig zu sein. Das Gefühl von Ruhe sollte mit einer wachen Präsenz verbunden sein. Dies ist die Grundlage für die Bezeichnungen gedankenfreie Wachheit und von selbst existierendes Gewahrsein, die sich auf einen klaren Geisteszustand beziehen, der nicht von Anhaftung verunreinigt ist. Diese Begriffe stammen direkt aus der Tradition des Dzogchen innerhalb des tibetischen Buddhismus, einer speziellen Art der Praxis, die ein höchst elementarer, direkter Weg ist, den Geist in der Erkenntnis des eigenen natürlichen Zustandes zu üben.

Mitgefühl und liebende Güte sind die grundlegenden Faktoren, die zu Harmonie und Wohlergehen für uns selbst und andere führen. Mitgefühl hat eine unwiderstehliche Qualität: Sobald wir ein starkes Mitgefühl empfinden, beseitigt das alle vorhandenen negativen Gefühle. Sie fallen einfach von uns ab. Gleichzeitig ist Mitgefühl von großem Nutzen für unsere Mitmenschen. Wenn man mit offenem und weitem Geist reines, aufrichtiges Mitgefühl empfindet, ist in diesem Moment kein Platz mehr für Rivalität und Wut. Sie sind verschwunden. Das haben Sie vielleicht selbst schon erlebt.

Nehmen wir an, Ihr Ziel wäre es, den Frieden auf der Welt zu fördern. Dafür ist es nötig, dass jeder liebende Güte und Mitgefühl entwickelt. Es gibt keinen anderen Weg. Wir können aber nicht jeden Menschen auf der Welt dazu bringen, sofort mitfühlender zu werden. Deshalb ist es unsere Hauptaufgabe, dass unsere eigene liebende Güte und unser Mitgefühl offener und unvoreingenommener werden. Die Reinheit unseres Mitgefühls hängt von unserem Willen, unserer Motivation ab. Einer der wichtigen Punkte, die man bei dem Bemühen, freundlich zu sein, im Gedächtnis behalten muss, besteht darin, weniger zurückzuerwarten, auf kein positives Feedback oder eine Belohnung zu hoffen. Vermeiden Sie zu denken: „Ich habe etwas Gutes getan, deshalb sollte man mich auch gut behandeln. Wenn man das nicht tut, ist es gerechtfertigt, wenn ich Wut empfinde. Ich werde mir gewiss nächstes Mal nicht die Mühe machen, freundlich zu sein." So sollten Sie nicht denken.

Wie bereits erwähnt, gibt es unterschiedliche Ebenen der Praxis, die wir Meditation nennen. Die ersten Ebenen der Meditation erfordern eine gewisse Bemühung. Man konzentriert sich auf etwas und unternimmt eine gewisse Anstrengung, um etwas – eine Art von Fokus – im Geist aufrecht zu halten. Diese Art von Meditation beruhigt unsere mentalen Prozesse und lässt unser Wesen sanfter werden. Die höchste und hervorragendste Form von Praxis wird *die große Meditation der Nichtmeditation* genannt. Diese Praxis ist keine Religion und keine Philosophie. Es ist nichts Neues, das vom Buddha geschaffen worden wäre. Es ist der ursprüngliche Zustand – die uranfängliche Seinsweise unserer Natur. Nichtmeditation meint das Verweilen in der *nicht-bedingten Soheit*. Es ist die Quintessenz eines ruhigen Geisteszustandes.

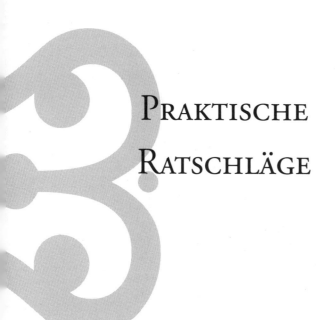

PRAKTISCHE RATSCHLÄGE

18

Die bestmögliche Fürsorge

Wir wissen alle, dass Menschen auf viele verschiedene Weisen leiden, wie es hier auch beschrieben wurde. Die naheliegende Frage ist die nach einer Methode, die für uns selbst und andere das Leiden verringern oder vollkommene Freiheit davon herbeiführen könnte. Obwohl ein gewisses Maß an Leiden unvermeidlich zum Leben zu gehören scheint, ist es eine Tatsache, dass wir umso weniger Leid und Schmerz erleben, je mehr wir die krampfhafte Tendenz, an etwas festzuhalten, loslassen können. Wenn man fähig ist loszulassen, kann das sogar bei physischen Schmerzen helfen – der Schmerz fühlt sich dann weniger schlimm an. Andererseits kann sich selbst ein geringer körperlicher Schmerz unerträglich anfühlen, wenn wir geistig nicht mit ihm umgehen können. Das Gleiche gilt für emotionalen Stress.

Wenn wir uns mit etwas konfrontiert sehen, das wir unangenehm finden, richten wir unsere ganze Aufmerksamkeit darauf. Wenn aber kurz darauf etwas noch Unangenehmeres passiert, vergessen wir die vorhergehende Situation gänzlich – sie kommt uns plötzlich unbedeutend vor. In diesem Moment löst sich das Festhalten an der vorausgegangenen Situation auf und damit gleichzeitig der Schmerz, den sie verursacht hat. Wenn wir die Fähigkeit entwickeln könnten, die Neigung ganz aufzugeben, geistig an etwas sehr festzuhalten oder uns zu fixieren, könnten wir jede Art von Leiden überwinden. Selbst wenn wir nicht in der Lage sind, uns sofort vollkommen vom Leiden zu befreien, aber seinen Griff nur ein klein wenig lockern können, stellen wir fest, wie das Leiden entsprechend abnimmt.

Es passiert oft, dass Menschen krank werden. Junge Menschen können krank werden und alte ebenso. Wenn ein älterer Mensch krank wird, kann es an einem bestimmten Punkt klar werden, dass die Krankheit zum Tod führen wird, und der Mensch bald sterben wird. Solch ein Tod kann akzeptabel erscheinen, entweder weil der Mensch ein so hohes Alter erreicht hat, dass sein Sterben einem natürlich vorkommt, oder die Krankheit ist so schwer geworden und hat sich so lange hingezogen, dass der Tod eine Erlösung zu sein scheint. Wenn der Tod in fortgeschrittenem Alter eintritt, sieht es nicht nach einer so großen Katastrophe aus. Es scheint weniger Leiden zu bedeuten.

Wir sollten jedoch vorsichtig sein, wenn wir beginnen den Tod im hohen Alter so zu betrachten. Wenn wir meinen, es sei für ältere Menschen normal, krank zu werden und zu sterben, denken wir vielleicht: „Nun ja, dieser Mensch ist jetzt alt und krank geworden, da gibt es wohl keine Hoffnung mehr." Das kann dazu führen, dass man sich weniger um ihn kümmert. Wenn wir denken, der Versuch, den Patienten zu heilen, sei sinnlos, weil der Patient sowieso schon so alt sei, können wir den Menschen aus unserem Blickfeld verlieren. Wir schauen vielleicht nur ab und zu einmal nach, ob er noch lebt. Das hohe Alter wird zur Entschuldigung dafür, sich nicht mehr so sehr um diese Person zu kümmern. Es ist schmerzlich zu sehen, wie ältere Menschen oft allein und voller Angst daliegen, wenn das Ende ihres Lebens näher rückt.

Wenn hingegen ein junger Mensch ernsthaft krank wird, bekommt er eine Menge Aufmerksamkeit. Warum? Manche Menschen betrachten den menschlichen Körper vielleicht auf ähnliche Weise wie ein Auto. Wenn man ein teures, neues Auto hat, meint man, jeden Schaden richten lassen zu müssen. Wenn man ein altes Auto hat, bedeuten einem kleine Kratzer oder sogar größere Schäden nichts. Fährt das Auto dann nicht mehr, gibt man es einfach auf. Wenn nicht darauf geachtet wird, sieht unsere Gesellschaft den Körper bald als eine Art Maschine an. Das ist natürlich ein Scherz, aber ein wenig Wahrheit liegt schon darin.

Gleichgültig ob der Mensch, um den wir uns kümmern, ein Säugling, ein Kind, ein Jugendlicher, ein Erwachsener oder ein sehr alter Mensch ist – wir sollten uns immer darum bemühen, ihm die bestmögliche Fürsorge angedeihen zu lassen. Ich spreche nicht nur von medizinischer Hilfe zur Heilung oder eventuell notwendigen Operationen. Ich spreche davon, dass wir uns um das Wohlergehen der Person kümmern und dem Menschen eine feinfühlige, liebevolle Fürsorge zukommen lassen: so freundlich und bedacht wie möglich und dabei auf jedes Bedürfnis eingehend, gleichgültig wie alt jemand ist. Sehen Sie den Menschen freundlich an und halten Sie liebevoll seine Hände. Trösten Sie ihn, indem Sie auf angemessene Weise mit ihm sprechen. Was angemessen ist, variiert von Mensch zu Mensch. Manchmal sagt man etwas, das zwar wahr ist, sich für einen Kranken aber schrecklich anhört. Das ist nicht sehr hilfreich. Selbst wenn Sie nicht mit Worten trösten oder eine wirksame Behandlung durchführen können, ist es ein wirksames Mittel, einen Patienten allein durch einen freundlichen Blick zu beruhigen.

Dies ist ein besonders wichtiger Punkt für den Arzt oder die medizinische Fachkraft, die die größte Verantwortung bei der Versorgung eines Patienten trägt. Der Arzt darf keine Angst vor zu großer Nähe zum Patienten zeigen und ihm auch nicht durch seinen Gesichtsausdruck offenbaren, ob er ihn aufgegeben hat. Sie sollten nie den Eindruck erwecken, es wäre Ihnen unangenehm, sich in der Nähe des Patienten aufzuhalten, weil Sie das Gefühl haben, ihm oder ihr nichts bieten zu können, oder weil keine Hoffnung bestünde. Aus der Perspektive des Patienten, der sich in einem höchst empfindsamen Zustand befindet, kann es überwältigend schmerzhaft sein, wenn ihn jemand so ansieht.

Wenn wir uns Gedanken darüber machen, was es denn bedeutet, die bestmögliche Fürsorge zu gewähren, sollten wir darüber nachdenken, wie Menschen in schmerzhaften und Angst einflößenden Situationen reagieren und unsere ganze Weisheit und all unser Mitgefühl einsetzen, um ihr Leiden zu lindern.

19

Mit schwierigen Patienten und Situationen umgehen lernen

Es ist immer leichter, zu jemandem freundlich zu sein, den man schon kennt und der einem etwas bedeutet. Das gilt für eine medizinische Fachkraft, einen Lehrer, Professor oder einen spirituellen Lehrer, wie zum Beispiel einen Lama. Wir empfinden es immer als leichter, jemandem zu helfen, der auf das hört, was wir sagen, und der vernünftig reagiert. Es kann uns in der Tat freuen oder Vergnügen bereiten, jemandem zu helfen, den wir mögen und der für unser Tun dankbar ist. Ärzte fühlen sich gut, wenn sie sich um einen Patienten kümmern können, der mitdenkt und versteht, was man ihm sagt und der die Anweisungen befolgt. Wenn der Patient sich anständig benimmt, kann man die eigenen Fähigkeiten besser einzusetzen. Ein solcher Patient respektiert die Fähigkeiten des Arztes und kann seine Dankbarkeit zum Ausdruck bringen. Sobald Sie zur Türe hereinkommen, lächelt er und freut sich, Sie zu sehen.

Was passiert, wenn wir mit einem Patienten des entgegengesetzten Schlags zu tun haben? Sobald Sie zur Türe hereinkommen, scheint er unglücklich. Er ignoriert all Ihre Ratschläge. Er gerät möglicherweise leicht in Wut, ist gereizt und schlägt verbal um sich. Vielleicht drückt er Ärger über seine Behandlung und den Arzt aus. Er will gesund werden, hat aber das Gefühl, es ginge nicht schnell genug und will keine Erklärungen hören.

Offen gesagt ist es nicht leicht mit solchen Menschen umzugehen. Es ist, als sei da eine Schranke, die eine gute Fürsorge verhindert. Ob solch ein Patient bei einem Arzt oder beim Pflegepersonal großen Ärger und Groll hervorruft, hängt vom Betreuenden ab. Manche Ärzte und Krankenschwestern fühlen sich sehr wütend und sind zutiefst verärgert. Andere empfinden vielleicht nur mäßigen Groll und einige wenige ärgert die Begegnung nur wenig. Irgendeine negative Reaktion auf einen schwierigen Patienten verspürt jedoch wahrscheinlich jeder. Wenn Sie keinerlei Groll oder Widerstand beim Umgang mit solch einem Menschen bei sich feststellen, können Sie das als ein sicheres Zeichen dafür werten, dass Sie schon sehr gute Ergebnisse in der Übung von Mitgefühl erzielt haben!

Immer wenn Sie einem reizbaren, aggressiven Menschen begegnen oder jemandem, der widerborstig ist, können Sie das als eine besondere Gelegenheit sehen, Mitgefühl zu entwickeln. Wenn sich ein Patient so verhält, zeigt das, wie verstört und unausgeglichen er sich fühlt. Er ist nicht verrückt im Sinne von „geistesgestört", sondern kommt einfach nicht mit dem zurecht, was er durchmacht. Das ist der Grund, weshalb er so reizbar ist.

Es gibt immer einen Grund, wenn jemand wütend wird. In Tibet kennen wir zum Beispiel eine bestimmte Art von Wut, die von Hunger herrührt. Im Tibetischen gibt es ein Wort mit der Bedeutung „Hungerwut". Ich glaube, es gibt im Englischen kein spezielles Wort für dieses Gefühl. Kinder scheinen oft „Hungerwut" zu haben – vielleicht jeden Tag. Wenn wir ehrlich uns selbst gegenüber sind, werden wir auf jeden Fall auch als Reaktion auf verschiedene Arten von Stress reizbar – nicht nur, wenn wir hungrig sind, sondern auch, wenn wir müde werden.

Wenn wir schon aufgrund von Hunger oder Müdigkeit reizbar werden, scheint es unvermeidlich zu sein, sich gereizt zu fühlen wenn wir krank sind. Ein Mensch, der gereizt ist, weil er sich krank fühlt, hat seinen Gefühlszustand nicht unbedingt unter Kontrolle. Komischerweise richtet er seine Wut oft auf die Person, der er am meisten vertraut. Er wird auf seine Eltern, seine Freunde oder den Ehepartner ärgerlich. Manchmal meint der kranke Mensch, es stehe ihm zu, von jedem in seiner Nähe bedient zu werden, und wenn der andere nicht schnell genug reagiert, wird er noch ärgerlicher.

Kranke Menschen stellen fest, dass sie von der Hilfe anderer abhängig sind. In den meisten Fällen muss der Patient sein Vertrauen in einen Arzt setzen und hoffen, dass dieser ihn heilen kann. Es gibt viele verschiedene Arten von Krankheiten, von denen sich einige fast unerträglich anfühlen können. Dies gilt insbesondere für unheilbare Krankheiten.

Wenn der Arzt sagt: „Es tut mir leid, gegen Ihre Krankheit ist nichts zu machen", wird der Patient Groll empfinden. Selbst wenn es tatsächlich unmöglich ist, die Krankheit zu heilen und der Arzt einfach nur ehrlich ist, wird der Patient möglicherweise dennoch wütend. Es ist nicht das, was der Patient hören möchte. Wenn ein Patient ernsthaft krank ist, kann das Ertragen des Schmerzes und der Beschwerden sehr schwierig sein. Allein der Versuch, von einem Moment zum nächsten mit dem Schmerz fertig zu werden, kann zu einem Gefühl der Qual und der Hoffnungslosigkeit führen. Der Patient hat das Gefühl, dass es *irgendeine* Lösung für sein Leiden geben müsse. Wenn dem nicht so ist, wird er wütend, und die Wut kann sich gegen den Arzt richten. Der Patient sagt vielleicht: „Ich hasse den Arzt. Es ist seine Aufgabe, mich zu heilen. Warum tut er es nicht?" Aus der Sicht des beunruhigten Patienten kann es so aussehen. Wenn jemand extrem aufgewühlt oder aggressiv ist, ist es möglich, dass er alles sagt, was ihm in den Kopf kommt, ohne vorher darüber nachzudenken.

Ich möchte Sie gerne mit einer Vorgehensweise im Umgang mit Patienten bekannt machen, die das Gefühl haben, es nicht mehr ertragen zu können, die aggressiv und reizbar sind oder Schmerzen haben. Obwohl wir natürlich jedem Kranken gegenüber mitfühlend sein sollten, sollten wir gegenüber den reizbaren, unangenehmen Patienten – die einem *nicht* dankbar sind und die ohne ersichtlichen Grund ärgerlich werden – *besonders* mitfühlend sein. Was können wir unter diesen Umständen tun, um mitfühlend zu bleiben? Wir müssen ein Gefühl von Toleranz bewahren, denn wenn man seine Toleranz verliert, ist es schwierig, mitfühlend zu sein. Wenn man jedoch gewillt ist, die Gereiztheit des Patienten zu ertragen, ist es viel leichter, mitfühlend zu sein und seinem Benehmen gegenüber Geduld aufzubringen.

Geduld ist wie eine Rüstung, und je stärker Ihr Mitgefühl ist, umso stärker ist Ihre Rüstung. So entwickelt man Mitgefühl auf intelligente Weise. Mit anderen Worten, es gehört einiges an Einsicht zu einer mitfühlenden Geisteshaltung. Wenn man Einsicht besitzt, wird man nicht erschöpft oder entmutigt. Mitgefühl muss von der intelligenten Eigenschaft einer klaren Sichtweise durchdrungen sein. Sonst könnten Sie sich schnell entmutigt fühlen, wenn Sie mit Menschen konfrontiert sind, die nicht auf Sie hören wollen, selbst dann, wenn Sie Ihr Möglichstes getan haben, um freundlich und fürsorglich zu sein. Sie könnten dann denken: „Warum soll ich mir Mühe geben? Ich gebe auf. Er hört ja nicht auf das, was ich sage."

Körperliches Leiden ist eine Sache. Aber verglichen mit körperlichem Leiden kann seelisches Leiden sogar noch schlimmer sein, ja – fast unerträglich. Sie können zum Beispiel Patienten begegnen, die nicht richtig körperlich krank sind, aber im Geiste Schmerzen und Qualen erleben, die ihnen unerträglich erscheinen. Aus Ihrer Perspektive meinen Sie vielleicht, dass diese Patienten irrational seien und einfach zur Vernunft kommen sollten. Das ist der Punkt, an dem es Ihnen zu viel werden kann und Sie vielleicht die Geduld verlieren.

Wenn das passiert, sollten Sie erneut Ihre Rüstung der Geduld anlegen. Immer wieder. Versuchen Sie so mitfühlend wie möglich zu sein. Sie könnten jedoch trotz all Ihrer Bemühungen an einen Punkt gelangen, an dem Sie das Gefühl haben, wirklich Ihr Bestes getan zu haben, und dass es über Ihre Grenzen gehen würde, wenn Sie sich weiter unter Druck setzen würden. Sich über diesen Punkt hinaus weiter zu zwingen, wird Sie nur gereizt und wütend machen, und das ist nicht von Nutzen, weil diese Gefühle weder dem Patienten noch Ihnen selbst helfen. Deshalb ist es notwendig, ein Gleichgewicht zu finden und zu wissen, wann Sie einen Schlussstrich ziehen sollten. Sonst könnte die Geschichte schlimm enden, obwohl Sie sich so sehr bemüht haben, so geduldig gewesen sind und Ihre Ausdauer und Kraft aufs Äußerste strapaziert haben. Wenn Sie sich zu sehr unter Druck setzen, belasten Sie den Patienten und überanstrengen sich selbst. Sie gehen dann nach Hause und wachen am nächsten Morgen mit der Frage auf, was das alles für eine Sinn hat; sie beginnen, sich entmutigt zu fühlen und es besteht die Gefahr, dass sich eine selbstzerstörerische Haltung in Ihnen breit macht.

Gleichgültig ob wir einen gewöhnlichen Beruf ausüben oder spirituelle Verantwortung tragen, wir sollten immer ein Gefühl für das richtige Maß bewahren. Selbst wenn wir ein Glas Wasser einschenken, müssen wir das richtige Maß finden. Wenn wir zu viel eingießen, fließt das Wasser über. Wenn wir zu wenig eingießen, ist nicht genug zum Trinken da. Wenn man schlecht zielt, verschüttet man das Wasser. Bei allem, was man tut, ob man nun eine komplette Mahlzeit zubereitet oder nur Tee oder Kaffee, ist immer das richtige Maß notwendig. Wenn wir zu viel Kaffeepulver verwenden, schmeckt der Kaffee schlecht. Wenn wir zu wenig Pulver verwenden, wird der Kaffee zu dünn. Auch der persönliche Geschmack spielt eine Rolle. Manche Menschen mögen es nicht, wenn man zu viel Milch in den Kaffee tut. Manche Menschen wollen ihren Kaffee schwarz. Manche wollen nur Zucker, andere Milch und Zucker.

Wir brauchen jenes Gefühl für das richtige Maß, Sinn für Ausgewogenheit. Aber das, was wir als das richtige Maß ansehen, ist nicht für jeden das gleiche. Jeder hat seine eigenen Grenzen, sein eigenes Leistungsniveau und sein Maß an Bedürfnissen. Wenn wir unsere Beschränkungen kennen, unsere Grenzen, nennt man das „weise“. Wenn wir unsere Beschränkungen und Grenzen nicht kennen, kann man das nicht weise nennen. Man nennt es auch „dickköpfig“. Ein eigensinniger Mensch kennt seine Grenzen nicht. Einer solchen Person muss man vielleicht sagen: „Jetzt halten Sie still, jetzt bewegen Sie sich, jetzt innehalten.“ Das ist notwendig, wenn jemand seine eigenen Beschränkungen und Grenzen nicht kennt.

Der weise Mensch andererseits ist jemand, der sich selbst kennt und zu einem ausgewogenen Verhalten fähig ist, jemand, der die Absichten und Bedürfnisse anderer versteht. Wenn beispielsweise der Gastgeber nach einem Abendessen sagt: „Bitte bleiben Sie doch noch", fühlen Sie vielleicht, dass das nur eine oberflächliche Bitte ist und antworten: „Das ist sehr freundlich von Ihnen, aber ich muss jetzt gehen". Sie überstrapazieren die Gastfreundschaft nicht. Das ist ein Beispiel für Weisheit.

Es gibt viele Ebenen von Beschränkungen und Grenzen. Es gibt eine offenkundige Ebene, eine innere Ebene und auch eine ganz subtile Ebene. Es ist weise, die eigenen Grenzen und Beschränkungen verstehen zu lernen. Wenn es um die Verabreichung von Medikamenten geht, müssen diese in der richtigen Dosis zu den richtigen Zeiten gegeben werden. Man muss sehr sorgfältig die richtige Menge und die richtige Art von Medizin auswählen und abmessen. Gibt man zu viel, ist es gefährlich – gibt man zu wenig, ist es wirkungslos. Das gilt für viele Dinge. Medikation ist ein Beispiel, aber es gilt für viele Bereiche.

Bei all unseren Aktivitäten ist das richtige Maß notwendig: wie viel wir uns bewegen, wie viel wir sitzen, wie viel wir reden, wie lange wir schlafen. In all diesen Aktivitäten muss man ein rechtes Maß und Ausgewogenheit finden. Zu viel zu essen ist nicht gut. Es kann eine große Last bedeuten, wenn man so viel isst, dass man stark übergewichtig wird. So wenig zu essen, dass man extrem dünn wird, ist auch nicht gut. Wenn man das richtige Mittelmaß findet, fühlt es sich sehr gut an.

Mitgefühl hat unglaubliche Qualitäten. Wir müssen jedoch auch sehen, wann wir alles getan haben, was in unseren Kräften stand. Wir sollten vertrauen lernen, wenn wir unser Bestes getan haben. Wir können anerkennen, wenn wir die größtmögliche Fürsorge geschenkt haben und gerne gütig waren. Auf diese Weise beginnen wir unsere Fähigkeiten als Heiler zu schätzen. Statt uns deprimiert, entmutigt und müde zu fühlen, kann unser Selbstvertrauen uns tragen. „Ich weiß, dass ich aufrichtig mein Bestes getan habe. Ich habe versucht, so viel wie möglich für diese Person zu tun und liebevoll zu sein. Ich sollte mich freuen über die Mühe, die ich mir gegeben habe." Das ist ein Aspekt.

Gleichzeitig sollten wir es aber vermeiden, zu schnell einen Schlussstrich zu ziehen mit dem Gedanken: „Es reicht mir". Wir sollten willens sein, weiterzumachen. Sie könnten nicht nur anerkennen, dass Sie Ihr Bestes getan haben, sondern weiterhin für das offen bleiben, was vielleicht noch getan werden kann. Sie könnten denken: „Ich finde, dass ich bereits mein Bestes getan habe – und dennoch muss es doch noch etwas geben, was man versuchen könnte." Es ist möglich, dass es noch irgendetwas gibt, das Sie versuchen könnten und das Sie noch nicht in Betracht gezogen haben. Wenn wir so denken, können wir vielleicht jemand anderen finden, der in dieser Situation helfen kann. Ich spreche nicht von dem Versuch, vor der Situation wegzulaufen oder die Verantwortung abzuwälzen. Ich spreche von der Bereitschaft, andere kompetente Personen einzubeziehen, die uns selbst hilfreich ergänzen können.

Mit dieser Art von Mitgefühl ist eine gewisse Reinheit verbunden. Eine Reinheit, die aus dem Bemühen um die wirkungsvollste Behandlung herrührt. Einem Arzt ist es wahrscheinlich unmöglich, vollkommen lieblos, ohne einen Funken von Mitgefühl zu sein. Aber ein Arzt kann sehr wohl abstumpfen in Bezug auf das Leiden, mit dem er sich auseinander zu setzen hat. Wenn er täglich zu viele Patienten hat und zu viele ernsthafte Probleme, kann er das Gefühl entwickeln, diese Art von Leid sei einfach etwas Alltägliches, und sich deshalb nicht mehr um den einzelnen kranken Menschen sorgen. Wenn wir zu viel Leid gesehen haben, berühren uns leidende Menschen nicht mehr in der gleichen Weise.

Zu Beginn der ärztlichen Ausbildung ist man sensibler für das Leiden anderer. Wenn man zum ersten Mal Menschen sieht, die Schmerzen haben, ist man sich ihres Leidens bewusster. Wenn man dann immer mehr Patienten behandelt, wird man etwas weniger empfindsam. Leiden erscheint einem dann als etwas Normales. Die ernsthafte Sorge darum, wie der Patient sich fühlt, lässt mit der Zeit nach. Wenn man sein Mitgefühl auf intelligente Weise einsetzt, kann man damit verhindern, für die Sorgen des Patienten unempfänglich zu werden. Das Mitgefühl macht es uns möglich, das Leiden des Patienten weiterhin lindern zu wollen, und die Intelligenz kann uns verstehen helfen, woher ihr Leiden eigentlich kommt. Dies kann dazu beitragen, uns weniger überfordert und erschöpft zu fühlen, wenn wir mit Menschen zu tun haben, die leiden und reizbar sind.

Wir sollten den wichtigsten Punkt nicht aus den Augen verlieren, denn es geht ja nicht darum, Mitgefühl künstlich zu erzeugen, sondern um den Prozess, es zuzulassen. So wie Wasser nass oder eine Flamme heiß ist, ist unsere grundlegende Natur von sich aus mitfühlend. Mitgefühl zu entwickeln bedeutet, es sich entwickeln zu lassen, etwas bereits in uns Angelegtes zu fördern und auszubilden.

Um Mitgefühl weise einsetzen zu können, müssen wir uns an die Ursachen des Leidens erinnern. Leiden hat damit zu tun, wie sehr jemand an dem erlebten Schmerz und Unbehagen festhält. Je mehr Beachtung jemand dem Schmerz und dem Unbehagen schenkt, umso größer ist das Leiden. Wenn das Ausmaß des Anhaftens oder Festhaltens daran nur mittelmäßig ist, ist der Schmerz dies auch. Bei jemandem, der fähig ist, vollkommen losgelöst zu sein, besteht kein Gefühl des Leidens, selbst wenn sein Körper die Ursachen von Schmerz erfährt.

Die primäre Wurzel des Leidens und aller negativen Emotionen ist das Festhalten, Festhalten hier in der Bedeutung von „etwas im Geist festhalten". Wie können wir vollkommen frei davon werden, „etwas im Geist festzuhalten", ohne einfach nur den einen Gedanken durch einen anderen zu ersetzen? Hier benutzen wir die bereits erwähnte Vorstellung, die uns innewohnende Soheit – unsere grundlegendes Gewahrsein jenseits des Denkens – erkennen zu lernen. Das ist ein sehr wichtiger Punkt. Die Erkenntnis unserer grundlegenden Natur lindert nicht nur das Leiden, sondern lässt auch die Qualitäten von Mitgefühl und Weisheit zunehmen und sich stabilisieren. Unsere Rüstung der Geduld wird stabiler, und es fällt uns leichter, intelligente Lösungen zu finden. Schwierige Patienten erschöpfen uns damit nicht mehr so.

Manchmal ist nicht der Patient schwierig, sondern die Situation. Es kann den Betreuenden gefühlsmäßig überfordern, nicht in der Lage zu sein, das Leben eines Patienten zu retten. Ärzte und Krankenschwestern, die an der Behandlung beteiligt sind, sollten in ihren Handlungen, ihren Worten und ihrer inneren Haltung ihr Bestes geben. Wenn sich der Gesundheitszustand des Patienten nicht bessert oder er gar stirbt, kommt das nicht daher, dass Sie nicht gegeben hätten, was Sie geben konnten. Dennoch ist es in Ordnung wenn Sie traurig sind, das Gefühl der Traurigkeit kann man sogar als ein gutes Zeichen verstehen. Es bedeutet nämlich, Sie besitzen wirklich liebende Güte – Sie sind innerlich beteiligt, sie sind keine Maschine. Es ist aber nutzlos, wenn Sie immer wieder an sich selbst zweifeln und wünschen, Sie hätten mehr tun können. Das ist keine gesunde Haltung.

Die beste Art, Zweifel und Bedauern zu vermeiden, ist zu erkennen, dass wir stets unser Bestes geben sollten, während wir uns um Patienten kümmern. Wir sollten unseren Körper, unsere Rede und unseren Geist einsetzen und – wenn nötig – auch fremde Hilfe suchen. Wenn unsere Bemühungen zur Verbesserung der Situation dann scheitern, liegt es nicht daran, dass wir nicht *versucht* hätten zu helfen, sondern daran, dass wir nicht helfen *konnten*. Sie müssen zwischen diesen beiden Worten unterscheiden. Wenn Sie mehr hätten tun können und es nicht getan haben, ist es etwas anderes. Wenn Sie sich nur halb so sehr angestrengt haben, wie Sie gekonnt hätten, ist das etwas ganz anderes, als jemanden nicht heilen zu können. Selbst wenn Sie nur 80 bis 90 Prozent gegeben haben, besteht die Möglichkeit, dass Sie es bereuen werden. Wenn Sie sich jedoch 100-prozentig für den Patienten einsetzen und der Mensch dennoch nicht überlebt, dann liegt es nicht daran, dass Sie nicht getan hätten, was Sie konnten, sondern daran, dass Sie nichts ausrichten konnten.

Es liegt in der Natur der Sache, wenn man manche Menschen nicht retten kann. An dieser Tatsache kann man nichts ändern. Wenn man jemanden nicht retten kann, ist es in Ordnung, traurig zu sein, aber man kann auch ein Gefühl der Freude empfinden. Man ist traurig, weil man das Ende nicht ändern konnte, aber man kann sich über die Gewissheit freuen, dass man sein Bestes getan, sich 100-prozentig bemüht hat. Das Ergebnis ist häufig ein bitter-süßes Gefühl, weil es stimmt: Man konnte die Person nicht retten. Man kann nicht jeden retten, aber gleichzeitig kann man mit sich selbst zufrieden sein, wenn man sein Bestes getan hat.

Eine der wirklich schwierigen Fragen, die sich im Leben von Ärzten und Krankenschwestern stellen, ist die, wie man ein sterbendes Kind tröstet und wie man dessen Eltern hilft. Es liegt in unserer menschlichen Natur, dass wir den Tod leichter akzeptieren können, wenn jemand bereits ein gewisses Alter erreicht hat, bevor er stirbt. Das fällt uns leichter. Wenn jemand jung und gesund ist und dann krank wird und stirbt, empfinden wir mehr Trauer und Schmerz. Wir fragen uns: „Warum stirbt ein Kind? Warum konnte es nicht aufwachsen, bevor es starb?" Darauf sind zwei Antworten möglich. Die eine ist die, dass es einfach schwer krank geworden ist – ein schlimmer Zufall oder einfach Pech. Der spirituell Praktizierende wird jedoch sagen, dass es Karma sei – das Ergebnis von Ursache und Wirkung. Ob so oder so, es ist eine schlimme Situation. Krank werden und sterben ist sehr schlimm.

Jetzt stellt sich einem die Frage, wie man mit dieser Situation umgehen soll. Es wird Ihnen nicht helfen, wenn Sie sich Sorgen machen und Trauer empfinden, sich hilflos und hoffnungslos fühlen, und das hilft auch ganz bestimmt dem sterbenden Kind nicht. In diesen Momenten sollten wir stark sein. Auch die Eltern müssen stark sein. Sie werden dem Kind ihre volle Aufmerksamkeit, Fürsorge und Liebe schenken. Es wäre gut, wenn sie mehr als einen Arzt konsultieren könnten, um das Gefühl zu haben, alles in ihren Kräften liegende getan zu haben. Eine zweite Meinung einzuholen ist ein sehr guter Brauch im Westen. Wenn die Eltern ebenso, wie wir es für den Arzt beschrieben haben, ihr Bestes tun, werden auch sie am Ende das gleiche bitter-süße Gefühl haben. Sie haben ihr Kind nicht retten können, aber nicht, weil sie nicht ihr Bestes getan hätten, sondern weil dem Kind nicht mehr zu helfen war. Das gibt ein anderes Gefühl. Es ist ein sehr wichtiger Unterschied, ob man nicht mehr helfen konnte oder ob man nicht geholfen hat. Wenn Sie nicht alles in Ihnen Kräften liegende getan haben, wird das eine Ursache für Schuldgefühle und Bedauern. Das lässt sich nur schwer wieder abzuschütteln. Wenn das Kind stirbt und ihm nicht geholfen werden konnte, empfindet man natürlich Bedauern, aber es macht dann keinen Sinn, sich selbst die Schuld zu geben. Es ist sehr wichtig, diese Unterscheidung zu treffen.

20

Den Sterbeprozess erleichtern

Sterbenden zu helfen ist medizinischen Fachkräften manchmal besonders unangenehm. Das Thema „Tod und Sterben" ist ein Teil des umfassenderen Themas der Vergänglichkeit. Ehe wir speziell über das Sterben sprechen, ist es wichtig, uns an das Kapitel über Vergänglichkeit zu erinnern. Wir müssen in aller Tiefe und nicht nur intellektuell verstehen, wie alles, was sich gebildet hat oder fabriziert wird, nicht beständig ist. Wenn wir die Tatsache der Vergänglichkeit einmal akzeptiert haben, fällt es uns viel leichter, mit allem, was uns widerfährt – mit Angenehmem, mit Schmerz, mit Freude oder mit Kummer – richtig umzugehen. Warum? Weil uns klar ist, dass alles vergeht.

Nehmen wir an, Sie hätten die Tatsache der Vergänglichkeit nicht akzeptiert. Wenn dann etwas Schlimmes passiert, haben Sie das Gefühl, es nicht ertragen zu können. Das kann unerträglich werden. Die Tatsache, dass alles Zusammengesetzte, Geformte vergänglich ist, ist nicht nur irgendeine Idee des Buddha. Es ist eine Tatsache, die jeder von uns selbst beobachten kann, wenn er sich die Zeit nimmt darüber nachzudenken. Man kann die Unbeständigkeit aller Dinge auf vielerlei Weisen beschreiben, aber vier Hauptpunkte sind erwähnenswert.

1. Bauen endet mit Zerfall. Alles, was erbaut, gemacht, fabriziert oder geschaffen wurde, wird früher oder später zerfallen. Es ist nur eine Frage der Zeit.

2. Sammeln endet im Sich-Erschöpfen. Egal wie viel wir ansammeln, an irgendeinem Punkt geht es zu Ende. Anders ist es gar nicht möglich. Name, Macht, Positionen, Geld, Materielles – was auch immer wir erlangen, was auch immer wir haben, verbraucht sich. Es löst sich auf.

3. *Zusammenkommen endet mit Trennung.* Es gibt vorübergehende Trennung von den Menschen, die wir lieben, und dauerhafte Trennung. Alles Zusammentreffen endet mit Trennung. Es gibt keine Ausnahmen, kein Entrinnen aus dieser Wirklichkeit.

4. *Geburt endet mit dem Tod.* Niemand, der jemals geboren wurde, ist je dem Tod entronnen. Es ist in der Vergangenheit niemals passiert, es ist jetzt im Moment nicht möglich, und auch in der Zukunft wird es niemals vorkommen. Warum? Weil alles, was sich gebildet hat, von Natur aus unbeständig ist.

Ich spreche nicht nur von lebenden Dingen. Alles ist unbeständig – alles, was wir sehen, hören, riechen, schmecken und tasten. Alles, was entsteht, existiert für eine Weile und geht dann zugrunde. Die Dinge verändern sich nicht nur langfristig, sondern jeden Moment. Diese minimalen Veränderungen sind mit dem bloßen Auge nicht zu sehen. Ich habe einmal einen durch ein Mikroskop aufgenommenen Film gesehen. Selbst wenn sich alles unter dem Mikroskop in vollkommener Ruhe befand, bewegten sich die Partikel unter der Linse ununterbrochen.

Vergänglichkeit ist eine Tatsache, und es ist vernünftig, die Dinge so zu sehen, wie sie wirklich sind. Es ist definitiv von Nutzen zu akzeptieren, dass alle Dinge vergehen. Es trägt dazu bei, dass wir ausgeglichener und gesünder werden. Normalerweise schafft die Neigung, an den Dingen als real, beständig und dauerhaft festzuhalten, enorme Spannungen, wenn sich die Dinge als anders erweisen. Immer wenn wir etwas Gutes oder Angenehmes erleben, sind wir traurig, wenn es zu Ende geht. Immer wenn etwas Schlimmes passiert, werden wir natürlich unglücklich. Wenn uns jedoch bewusst wird, dass all diese guten und schlimmen Vorkommnisse vergänglich sind, lässt uns das die Veränderungen leichter hinnehmen, und wir werden flexibler.

Obwohl den meisten von uns diese unbeständige Natur der Dinge klar ist, wenden wir gewöhnlich nicht viel Zeit dafür auf, darüber nachzudenken. Wenn wir von der Unbeständigkeit hören, ist es nützlich, über ihre Bedeutung nachzusinnen, um ihre Realität wirklich zu begreifen. Durch solches Nachdenken beginnen wir unsere Erfahrungen mehr im Lichte der Vergänglichkeit zu sehen, und überzeugen uns selbst tief im Innern davon, dass die Dinge einem dauernden Wandel unterliegen.

Die Zeit, die wir mit der Kontemplation und der Untersuchung der Vergänglichkeit verbringen, bereitet uns darauf vor zu akzeptieren, dass der Körper sterben wird. Das ist einfach eine natürliche Folge des Lebens. Es ist wichtig, während des Lebens zu lernen, so zu leben, dass man alles, was geschieht, akzeptieren kann. Wenn man auf den Tod zugeht, ist es wichtig zu lernen, wie man stirbt, ohne übermäßig mit Angst, Furcht oder Schmerz beladen zu sein – also lernen ohne Schrecken zu sterben.

Buddhistische Lehrer betonen das Wissen um Vergänglichkeit aus gutem Grunde. Wenn Sie sich die Zeit nehmen, über die Tatsache der Vergänglichkeit nachzudenken, dann kann eine andere Person Ihnen leichter helfen sich daran zu erinnern, wenn Sie sich Ihrem eigenen Tod stellen müssen. Die Person könnte sagen: „Alles muss vergehen. Nichts bleibt.“ Und Sie würden denken: „Ja, das ist wahr.“ Weil Sie sich schon mit dieser Tatsache vertraut gemacht haben, wird es leichter, sich das einzugestehen, sie zu verinnerlichen und sich ein wenig zu entspannen. Wenn Menschen nicht über die Vergänglichkeit nachdenken und sie sich nicht zu Herzen nehmen, können sie übermäßig an der Vorstellung festhalten, dass Sachen und Personen in ihrem Leben dauerhaft vorhanden wären. Wenn dann etwas passiert, fällt es ihnen sehr schwer, dies zu akzeptieren. Es ist möglich, dass sie in Panik geraten und immer wieder fragen: „Warum? Warum passiert mir das?“ Warum nicht? Alles ist vergänglich. Die Vergänglichkeit ist ein großartiger Lehrer.

Wie können wir dieses Wissen nutzen, wenn wir einen Sterbenden oder dessen Familie trösten wollen? Solange eine Möglichkeit besteht, die vorhandene Krankheit zu heilen, sollten wir die Person natürlich ermutigen, zu versuchen, ihren Gesundheitszustand zu verbessern und die Hoffnung zu bewahren. Wenn es sich jedoch als vollkommen eindeutig herausgestellt hat, dass keine Chance auf Gesundung besteht und der Tod unvermeidlich ist, können wir dem Menschen helfen, nicht so sehr dagegen anzukämpfen und es nicht zu einer solch schweren Bürde werden zu lassen. Wir können unser Bestes tun, sie darin zu unterstützen zu akzeptieren, dass Sterben zum natürlichen Lauf der Dinge gehört – und alles mal zu Ende geht. In dieser Weise kann man jedem Sterbenden und dessen Angehörigen helfen.

Wir dürfen aber die Tatsache, dass jemand stirbt, nicht dazu benutzen, ihn nicht weiterhin wirklich sehr gut zu pflegen. Wir sollten ihn sehr nett und behutsam behandeln. Wir können seine Hand halten, freundlich mit ihm sprechen und ihm helfen, sich zu entspannen. Wir könnten ihm oder ihr sagen: „Mach dir keine Sorgen. Was dir widerfährt ist natürlich, nimm es nicht so schwer. Wir werden versuchen, alles für dich zu tun, was es dir angenehmer macht."

Zu akzeptieren, dass der Tod natürlich und unvermeidlich ist, fühlt sich für Patienten, die noch nicht über Vergänglichkeit nachgedacht haben, anfangs oft nicht sehr tröstlich an. Die meisten Sterbenden hängen sehr an ihrer Familie, an materiellen Dingen oder an irgendetwas anderem, das sie nicht mitnehmen können. Wir müssen sie ermutigen loszulassen, weil das Festhalten so viel Stress und Angst erzeugt. Jeder, der dem Sterbenden nahe steht und sein Vertrauen besitzt, sollte sich behutsam um ihn kümmern und ihn ermutigen, sich zu entspannen und loszulassen. Insbesondere wenn man es mit jemandem zu tun hat, der kein spirituell Praktizierender ist, können Qualen der Angst und des Schmerzes in ihm aufkommen bei dem Gedanken, sich von der Familie und dem eigenen Besitz trennen zu müssen. Um ihm zu helfen, seine Anhaftung loszulassen, kann man vorsichtig sagen: „Wozu ist es gut, wenn du jetzt festhältst? Es wird dir nur noch mehr Schmerz verursachen. Es ist in Ordnung loszulassen." Das ist eine herkömmliche Weise, um Sterbenden Trost zuzusprechen.

Wenn der Sterbende ein spiritueller Mensch ist, liegt die Sache etwas anders. Der spirituell Praktizierende weiß, dass der Körper zwar stirbt, glaubt aber nicht an ein Ende des Geistes. Wenn man an die Fortexistenz des Geistes nach dem Tod glaubt, ist das Problem der Anhaftung noch anders zu betrachten. In diesem Falle ist Anhaftung nicht nur ein Problem, solange der Mensch auf den Tod zugeht, sondern sie wird noch im Moment des Sterbens und danach ein Problem bleiben. Deshalb ist es in diesem Fall sogar noch entscheidender, alle Anhaftung loszulassen bevor man stirbt.

Die Menschen können an vielen verschiedenen Dingen festhalten. Am meisten haftet man normalerweise an anderen Menschen an, aber man kann auch an einem bestimmten Objekt hängen, an Besitz oder gar an einem Ort mit schöner Landschaft. Es gibt so viele Dinge, die man sehr lieben kann und von denen man sich nicht trennen möchte. Der Sterbende ist wohl kaum glücklich, alles zu verlieren, was er kennt und woran er hängt. Er würde gerne die von ihm geliebten Personen, geschätzte Besitztümer und mehr mitnehmen können, aber es steht nicht in seiner Macht. Es ist nicht möglich, dass er irgendetwas mitnimmt. Obwohl er nicht will, wird er doch alles verlieren.

Der springende Punkt ist deshalb loszulassen – alles loszulassen, was einem lieb ist. Wenn man an Immobilien, Besitz und mehr anhaftet, ist es eine gute Idee, sie der Familie zu schenken oder für einen guten Zweck zu stiften bevor man stirbt. So kann man sich innerlich schon von ihnen trennen und sich freier fühlen. Natürlich will man seine Eltern, Brüder, Schwestern, Kinder und den Ehepartner nicht zurücklassen. Aber wenn man weiß, dass man gehen muss, ist es wichtig, dass man sich in gutem Einvernehmen von ihnen trennt und ihnen alles Gute wünscht. Man sollte auch die Verwandten und Freunde dazu ermutigen, sich mit guten Wünschen vom Sterbenden zu verabschieden. Sie sollten sich tunlichst nicht an ihn klammern indem sie immer wieder sagen: „Verlass uns nicht, geh nicht." Diese Art von Ausbrüchen ist ein Hindernis an einem Punkt, an dem die Trennung unvermeidlich ist. Es ist viel besser, loszulassen und den Menschen friedlich sterben zu lassen, nachdem er vorher seine Anhaftung aufgegeben hat. Es hilft jedem Menschen, wenn man die Fesseln der Anhaftung durchschneidet, gleichgültig, ob er spirituell veranlagt ist oder nicht.

Wenn der Sterbende ein spirituell Praktizierender ist, der während seines Lebens spezielle Unterweisungen erhalten hat, kann er mehr tun. Er kann die Praxis machen, welche „Herausschleudern des Bewusstseins" genannt wird. Auf Tibetisch heißt sie Powa. Es ist im Wesentlichen eine Technik, die dem Geist beim Verlassen dieses Körpers und beim Antritt seiner Reise zum nächsten Körper die beste Route sichert.

Es ist auch wichtig, dass der Sterbende in geistigem Gleichmut verweilt und in diesem Zustand stirbt, wenn es ihm möglich ist. Das Wichtigste aber ist für einen Sterbenden, emotional ungestört zu sein – in Frieden. Allgemein gesprochen sollten sich die Menschen, die sich um den Sterbenden kümmern, in erster Linie darum bemühen, den Sterbenden nicht emotional aufzuwühlen. Sie sollten sich darauf konzentrieren, ihm zu helfen, sich zu entspannen, sich leicht zu fühlen und in Frieden zu sein. Am besten ist es, friedlich zu sterben.

Wenn ich an das Bett eines Sterbenden gerufen werde, versuche ich folgendermaßen vorzugehen. Als Erstes finde ich heraus, wozu diese Person Vertrauen hat. Woran glaubt sie? Dann kann ich verstehen, was für sie im Leben positiv und gut war, was ihrem Leben Sinn gibt. Wenn sie ein spirituell Praktizierender ist, erinnere ich sie an ihre spezielle Praxis. Ich helfe ihr, sich das ins Gedächtnis zu rufen, was sie gelehrt und was sie praktiziert hat.

Es gibt verschiedene Herangehensweisen im Hinblick darauf, wie viel Information man einem schwer kranken Menschen geben soll, der vielleicht an einer tödlichen Krankheit leidet. Einerseits mag es hilfreich erscheinen, einem Sterbenden die vermeintliche Wahrheit über seine Krankheit zu eröffnen, andererseits kann dies für den Patienten sehr schmerzlich und schwierig zu akzeptieren sein. In den letzten Jahren sagen die Ärzte im Westen lieber das, was sie für die Wahrheit halten. Wenn die Krankheit unheilbar ist, fühlen sie sich verpflichtet, dem Patienten zu sagen, was sie denken. Ansonsten haben sie das Gefühl, sie würden lügen. Im Osten lügen die Ärzte oft – sie verschweigen die Wahrheit absichtlich. Warum lügt ein Arzt in so einem Fall? Aus einer schlechten oder einer guten Motivation heraus? Es könnte sehr wohl aus einer guten Motivation heraus sein. Unter welchen Umständen könnten wir sie gut nennen? Im Osten glauben viele Ärzte, dass der Geist mächtig ist. Anstatt die Unheilbarkeit der Krankheit zu betonen, sagt der Arzt vielleicht: „Sie können gesund werden. Wenn Sie sich sehr bemühen und weiterhin Gesundheit wünschen, überleben Sie vielleicht. Selbst in Fällen, in denen die Krankheit ziemlich fortgeschritten war, hat es schon Fälle gegeben, in denen der Mensch überlebt hat. Geben Sie die Hoffnung nicht auf." Solche Sätze können dem Patienten die Kraft geben, mit der Krankheit zurecht zu kommen. Wenn eine schwere Krankheit wie Krebs diagnostiziert wird, kennt der Arzt vielleicht einige Statistiken, die die Aussichten düster erscheinen lassen. Aber er hat an diesem Punkt die Wahl, wie er dem Patienten diese Information mitteilt.

Wissenschaftliche Studien im Westen haben gezeigt, dass Patienten dank der Kraft ihres Geistes eine gewisse Kontrolle über ihre Krankheit haben. Dies steht auch im Einklang mit dem buddhistischen Glauben. Wenn ein Kranker eine positive Darstellung seiner Situation hört, denkt er vielleicht: „Der Arzt hat zu mir gesagt, dass ich möglicherweise wieder gesund werde. Ich werde deshalb gute Nahrung zu mir nehmen, die Medizin einnehmen und mich bewegen. Ich werde kräftiger werden." Er fühlt sich glücklicher, weil er etwas Hoffnung hat. Er hat das Gefühl, dass er eine Chance hat. Wenn Sie stattdessen sagen:

„Es tut mir Leid – es ist hoffnungslos", dann denkt der Patient: „Warum soll ich mir noch die Mühe machen, die Medizin zu nehmen?" An diesem Punkt hat der Patient nur noch Angst und gibt die Hoffnung auf. Das kann seine Fähigkeit, gegen die Krankheit anzukämpfen, schwächen.

Ich denke, es ist am besten, einen Weg irgendwo in der Mitte zwischen beiden Extremen zu finden. Ehrlichkeit ist natürlich wünschenswert. Manchmal ist der Versuch, allzu ehrlich zu sein, jedoch auch nicht ehrlich. Wenn Sie zum Beispiel sagen: „Ich denke, dass Ihre Krankheit unheilbar ist", kann das wiedergeben, was Sie zu diesem Zeitpunkt wirklich denken. Aber was ist, wenn sich dieser Mensch später doch wieder erholt? Bedeutet das, dass Sie gelogen haben? Wenn die Krankheit wirklich schlimm ist, könnten Sie sagen: „Ihre Krankheit ist keine Krankheit, die leicht zu heilen ist, aber wir müssen es versuchen. Wir brauchen beide etwas Hoffnung. Wir werden unser Bestes versuchen, und Sie können Ihr Bestes versuchen." Es geht darum, nicht alle Hoffnung zu nehmen.

Wenn die Situation einmal unabänderbar hoffnungslos ist und der Mensch mit dem Tod konfrontiert ist, können wir unser Vorgehen ändern. Dann müssen wir uns mit dem Problem auseinander setzen, den besten Weg zu finden, sein Leiden zu lindern. Heutzutage verfügen die Ärzte über sehr starke Medikamente, welche die mit dem Sterben verbundenen Schmerzen lindern können. Diese Medikamente können effektiv sein, aber sie können auch den Geist des Patienten vernebeln. Wir haben über die geistige Verfassung gesprochen, die man beim Sterben haben sollte. In der Hinsicht ist es vielleicht nicht klar, wie man die Medikamente in dieser speziellen Situation verabreichen sollte.

Als medizinische Fachkraft müssen Sie Ihre eigene Weisheit einsetzen. Es gibt keine eindeutige Antwort hierauf, denn Sie müssen jede Situation einzeln beurteilen. Was ist der Patient für ein Mensch? In welchem Maße ist die Person ein spirituell Praktizierender – ein echter Praktizierender? Mit wie viel Schmerz kann dieser Mensch tatsächlich umgehen, ohne dass seine geistige Verfassung negativ beeinflusst wird? Sie müssen entscheiden, was am angemessensten ist, wo Sie eine Grenze ziehen. Es wäre am besten, wenn der Person ein gewisses Maß an Bewusstheit erhalten bliebe, statt sie alles vergessen zu lassen. Gleichzeitig sollten Sie die Person nicht dazu zwingen, unnötig zu leiden. Sie müssen eine gewisse Ausgewogenheit zwischen diesen beiden Möglichkeiten suchen. Das ist ein individuelles Urteil, das der Arzt treffen muss.

Ich habe von Menschen, die mit Sterbenden arbeiten, gehört, wie religiöse Anschauungen des Patienten in Wirklichkeit die Furcht am Lebensende zu steigern scheinen, anstatt Trost zu bieten. Das kann für den Arzt oder die Krankenschwester eine peinliche Situation sein. Wenn in der buddhistischen Tradition jemand auf den Tod zugeht, wird eine bestimmte Fähigkeit als besonders wichtig angesehen, und die besteht darin, sich selbst im wahrsten Sinne des Wortes freizusprechen. Es ist nicht von Bedeutung, bei wem Sie sich entschuldigt haben, oder bei wem Sie sich in Ihrer Vorstellung entschuldigen. Danach sollte man vor allem das Gefühl haben, all das, was Sie in Gedanken, Worten und Taten Ihrer Meinung nach falsch gemacht haben, wirklich losgelassen zu haben. Sie geben zu, was Sie falsch gemacht haben, entschuldigen sich aufrichtig und stellen sich dann vor, dass alles bereinigt ist, sich aufgelöst hat und vergeben ist. Sie müssen diese Gedanken vollkommen loslassen, damit sie Sie nicht mehr belasten. Das bewirkt, dass Sie sich frei von Sorgen fühlen – unbelastet, klar und ruhig.

Der Arzt oder die Krankenschwester kann die Person dazu ermutigen, belastende Gefühle und Sorgen loszulassen. Sie können zu ihr sagen, dass es möglich ist loszulassen: „Ja, Sie können das. Sie können es loslassen." Aber Sie können nicht für die Person loslassen. Sie muss selbst loslassen. Ihre Pflicht ist es, sie nach besten Kräften zu unterstützen. Während Sie jemanden sanft ermutigen, all diese Gefühle und Sorgen loszulassen, können Sie sie oder ihn liebevoll anschauen und all ihre Güte und Aufmerksamkeit auf sie richten. Selbst wenn sie ihre Ängste und Sorgen nicht zu hundert Prozent loslassen kann, kann sie vielleicht zwanzig oder dreißig Prozent loslassen. Wenn sie intelligent und offen ist, kann sie vielleicht neunzig Prozent loslassen. Aber selbst zehn oder zwanzig Prozent helfen schon. Wir können versuchen, ihr dazu zu verhelfen, sich leicht zu fühlen und ihre Angst vor einer Bestrafung loszulassen. Ebenso können wir ihr helfen, all das Festhalten aufzugeben, das ihr Schmerzen verursacht. Wir können ihr durch geschickten Umgang helfen, in Frieden zu sterben.

21

Die wahre Bedeutung eines würdevollen Todes

Ich habe schon darüber gesprochen, wie Sie einem Menschen dabei helfen können, friedlicher zu sterben. Es ist jedoch möglich, noch besser sterben zu lernen, so dass man tatsächlich mit einer positiven Einstellung auf den Tod zugehen kann. Wenn Sie ein spirituell Praktizierender mit Erfahrung im Meditieren sind, dann werden Sie den Todesprozess bewusst erleben wollen. Die Fähigkeit, bewusst und angstfrei zu sterben, stellt eine sehr günstige Bedingung dar, um schnell auf dem Weg zur Erleuchtung voranzuschreiten. Gewisse Stufen der spirituellen Verwirklichung, die normalerweise viel Zeit erfordern würden, können an diesem Punkt sehr schnell durchschritten werden. Der Praktizierende kann von einem Lehrer oder einem engen spirituellen Freund durch die verschiedenen Stadien des Sterbens geleitet werden. Diese Person kann ihn daran erinnern, dass er jetzt die normalen Stadien des Sterbeprozesses erlebt. Der tibetische Buddhismus lehrt, wie mit der beginnenden Auflösung des Körpers die Kräfte der fünf Elemente der Reihe nach ihren Zugriff auf das Bewusstsein lockern, jeweils begleitet von einem bestimmten Anzeichen. Ein spiritueller Freund kann erklären, welches Stadium man gerade durchläuft, und weil man sich mit dem Sterben beschäftigt und darin geübt hat, kann man dies akzeptieren und dankbar annehmen.

In den Vajrayana-Belehrungen, dem esoterischen Weg des tibetischen Buddhismus, gibt es eine Beschreibung von vier *Bardos* oder Übergangsperioden in der eigenen Existenz. Der erste Bardo beginnt in dem Moment, in dem man die Gebärmutter verlässt. Man macht die ersten Atemzüge, wächst, und dann – irgendwann gegen Ende dieses Lebens – zeigen einem die Umstände mit Sicherheit, dass man sterben wird. Der Grund kann eine Krankheit oder ein Unfall sein. Man erkennt auf jeden Fall, dass das Ende nahe ist. Die Zeitspanne zwischen dem ersten Atemzug bis zu dem Moment, in dem man weiß, dass der Sterbeprozess begonnen hat, wird *der Bardo der Geburt und des Lebens* genannt. Es ist interessant zu beobachten, dass ein Kind bei der Geburt als Erstes schreit. Und zum Zeitpunkt des Todes weint der Mensch auch. Wenn das Baby aus dem Bauch der Mutter kommt, kommen Tränen, und wenn man Menschen bei ihrem letzten Atemzug genau beobachtet, sieht man auch Tränen. Es könnte interessant sein zu erforschen, warum das so ist. Natürlich sind Tränen beim Sterben verständlich, aber warum lacht man nicht, wenn man geboren wird?

Der nächste Bardo ist der *Bardo des Sterbens*. Er beginnt in dem Moment, in dem sich der Körper definitiv nicht mehr erholen und überleben wird, und er dauert an, bis der letzte Atemzug getan ist. Dieser Bardo wird von bestimmten subjektiven Erfahrungen begleitet. In der buddhistischen Tradition werden diese Erfahrungen als die Auflösung der Elemente erklärt. Zu diesen Auflösungserfahrungen gehören ein Gefühl von Schwere, ein Gefühl von Kälte und das Austrocknen des Mundes und der Nasenlöcher. Diese gehören zu den speziellen Zeichen, welche die Nähe des Todes anzeigen. Schließlich unterscheidet sich unsere normale äußere Atmung von der inneren Atmung, welche mehr einem Zirkulieren von Energie gleicht. Zuerst hört die äußere Atmung auf und dann auch die innere Energiezirkulation. Es heißt, in diesem Moment würden einige spezielle Erfahrungen ablaufen. Diese enden mit einem Verlust des Bewusstseins, der „ohnmächtig werden" genannt wird. Nachdem man ohnmächtig geworden ist, wacht man jedoch aus diesem Zustand des Vergessens wieder auf.

Der nächste Bardo ist der *strahlende Bardo der uns innewohnenden Natur.* In diesem Stadium ist die uns innewohnende Natur – die grundlegende Natur des Geistes – für kurze Zeit gänzlich unverschleiert. In diesem Moment können wir die grundlegende Natur unseres Geistes erblicken. Das gilt für jedes Lebewesen. Die Qualität des Geistes, die „strahlende Wachheit", zeigt sich uns in diesem Moment – aber es könnte nur ein kurzer Einblick sein. Die Tendenz, an der Dualität festzuhalten wartet nur darauf, sich erneut zu behaupten, und bei den meisten von uns setzt sie sofort wieder ein und verdunkelt die Erfahrung unserer grundlegenden Natur.

Nehmen wir jedoch einmal an, dass der Sterbende ein Mensch ist, der zu seinen Lebzeiten nicht nur mit der grundlegenden Natur des Geistes vertraut gemacht wurde, sondern sich auch darin geübt hat, sie zu erkennen und darin einen gewissen Grad an Stabilität erlangt hat. Wenn ein solcher Mensch in den Bardo der innewohnenden Natur eintritt, wird er oder sie schon damit vertraut sein, in diesem Geisteszustand zu verweilen. An diesem Punkt kann er „das Zusammentreffen der strahlenden Wachheit von Mutter und Kind" erleben, das heißt seine eigene Buddha-Natur auf die gleiche spontane Weise erkennen, wie ein Kind seine Mutter erkennt. In diesem Moment besteht eine Chance vollständige Befreiung zu erlangen.

Wenn man eine gewisse Übung darin hat, den nicht-dualen, ursprünglichen Geist aufrechtzuerhalten, den wir auch die *nicht-bedingte Soheit* genannt haben, besteht die Chance, direkt nachdem man aus der Ohnmacht erwacht ist, die im Todesmoment stattfindet, Befreiung zu erlangen. Wenn man fähig ist, in der Erkenntnis der strahlenden Wachheit zu verweilen, kann man Befreiung erfahren. Ansonsten macht sich wieder Verwirrung breit. Wenn dies der Fall ist, besteht keine andere Chance als der vierte Bardo, der *karmische Bardo des Werdens.* „Werden" bedeutet hier, eine Wiedergeburt zu suchen. Deshalb ist es für spirituell Praktizierende extrem wichtig, dass sie sich, wenn sie sich dem Tod nähern, an diese Unterweisungen und an den spirituellen Lehrer erinnern. Wenn man sich an den spirituellen

Lehrer erinnert, wird einem wieder einfallen, was er für diesen Zeitpunkt gelehrt hat. Es ist von immensem Nutzen, wenn man sich daran erinnern kann.

Im karmischen Bardo des Werdens sucht man eine neue Wiedergeburt. Aus buddhistischer Perspektive setzt sich das Bewusstsein fort. Es löst sich nicht einfach auf. Deshalb besteht die Möglichkeit, sich wieder zu inkarnieren, neu zu verkörpern. Es heißt im Allgemeinen, dass der Bardo des Werdens 49 Tage dauere. Während der ersten Hälfte dieser 49 Tage hat man vielleicht noch nicht erkannt, dass man gestorben ist. Man zieht herum und die Erinnerungen und Geisteseindrücke und anderes gleichen sehr dem, was man im Leben gewöhnt war. Man sucht mit alten Bekannten und geliebten Personen in Verbindung zu treten, aber es geht nicht mehr. Irgendwann findet man heraus, dass man gestorben ist und bewegt sich auf sein neues Leben zu. Die Umgebung und Eindrücke gleichen dann in zunehmendem Maße dem Ort, wo man als Nächstes wiedergeboren werden wird.

Was für einen Körper hat man während dieses Bardozustandes? Es heißt, es sei ein mentaler Körper, der durch unsere gewohnheitsmäßigen Neigungen zustande kommt – durch unsere Denkgewohnheiten. Der Körper ist der Art von Körper sehr ähnlich, mit dem man sich im Traum bewegt. Während eines Traumes bleibt der physische Körper im Bett liegen, aber der Traumkörper bewegt sich und tut alles Mögliche. Es fühlt sich an, als ob man einen Körper hätte, aber man hat keinen. Eine ähnliche Art von Körper besitzt der Geist, wenn er sich im Bardo befindet. Deshalb erkennt man vielleicht nicht sofort, dass man gestorben ist. Der mentale Körper hat gewisse Fähigkeiten. Alle fünf Sinne sind intakt, aber man kann sich im Nu durch feste Materie hindurchbewegen. In dem Moment, in dem man an einen Ort denkt, ist man schon dort. Warum? Weil es kein physischer Körper ist, sondern einer, der nur aus Gedanken gemacht ist – eine mentale Projektion. Diese Fähigkeit, sich auf der Stelle irgendwo hinzubegeben, lässt die Person plötzlich erkennen: „Dazu war ich früher nicht fähig. Vielleicht bin ich tot." Diese Erkenntnis kann einem schrecklich Angst machen und Panik auslösen.

Weil man in diesem Bardo die Tendenz hat, in Panik zu geraten, wird es in der buddhistischen Tradition als sehr wichtig erachtet, dass man für den Toten während der 49 Tage, die dem Tod folgen, gute Taten vollbringt und gute Wünsche macht. Alle, die eine Verbindung zu dem Verstorbenen hatten, sollten das tun. Solche Methoden sollen die Qualen und die Angst des Bardowesens, keinen Körper zu besitzen, mildern, und sie könnten ihm sogar helfen, überhaupt nicht zu leiden, oder zumindest sein Leiden verringern und ihn dazu inspirieren, eine gute Wiedergeburt zu suchen, die für seine weitere spirituelle Entwicklung günstig ist.

Der Moment, in dem wir den leuchtenden Bardo der uns innewohnenden Natur erleben, ist wie eine Weggabelung. Wir haben die Möglichkeit, entweder den einen Weg einzuschlagen oder den anderen – entweder Befreiung zu erlangen oder weiterhin verwirrt zu sein. Deshalb beruht echte Würde angesichts des Todes auf dem Vertrauen, das man durch die persönliche spirituelle Praxis gewonnen hat. Man ist mit der eigenen grundlegenden Natur vertraut und weiß, es ist möglich, Befreiung zu erlangen. Das ist die Quelle echter Würde. So etwas wie Würde rührt daher, wenn man zum Zeitpunkt des Todes nicht von Sorge, Angst und anderen selbstbezogenen Emotionen gestört wird. Wir können dieses Gefühl von Würde erlangen, wenn wir uns darin üben, ruhig zu sein und nicht anzuhaften an den flüchtigen Dingen dieses Lebens.

Die Fähigkeit, auf würdige Weise zu sterben, hängt vollkommen davon ab, wie wir unser Leben gelebt haben. Wir können nicht plötzlich bemerken, dass die Zeit zu sterben heranrückt, und dann versuchen, uns auf bestimmte Weise zu fühlen – an diesem Punkt ist es zu spät. Wir müssen uns vorbereiten, solange wir noch die Zeit dazu haben, das heißt während des Lebens, bevor wir tatsächlich zu sterben beginnen. Würde bezieht sich auf ein Gefühl der Selbstachtung, der Dankbarkeit und des Vertrauens. Wenn wir diese Gefühle im Sterbeprozess aufrechterhalten können, so ist es das, was mit einem „würdevollen Tod" wirklich gemeint ist.

22

Tibetische Medizin

Obwohl wir uns in diesem Buch hauptsächlich auf die westliche Medizin konzentriert haben, könnte es sich für Sie lohnen, wenn wir mit einer kurzen Beschreibung der tibetischen Medizin abschließen. Es könnte für Sie von Nutzen sein zu wissen, wie tibetische Ärzte einige der Prinzipien und Übungen, die wir erörtert haben, in ihre Tätigkeit mit einbeziehen.

In der tibetischen Tradition wird die Medizin an buddhistischen Ausbildungsstätten als eine der fünf Wissenschaften oder eines der fünf Wissensgebiete gelehrt. Zu den fünf Wissenschaften gehören das Heilen (also die Praxis der Medizin), die Sprache, das Handwerk, die Logik und die innere Wissenschaft (die spirituelle Praxis und spirituelles Verständnis). Die tibetische Medizin reicht mehr als 2500 Jahre zurück. Lehrbücher zur Diagnose und Behandlung gab es in Tibet schon lange, bevor im 8. Jahrhundert die buddhistische Lehre eingeführt wurde. Als der Buddhismus nach Tibet kam, standardisierte man diese traditionelle Medizin viel mehr. Die Grundlage und die Praxis der tibetischen Medizin sind in maßgebenden Schriften erklärt und genau definiert, die noch nicht alle ins Englische beziehungsweise Deutsche übersetzt worden sind.

Im System der tibetischen Medizin gibt es drei verschiedene Grundtypen von Krankheiten. Die erste heißt „physische Störung". Die zweite wird als „schlechte Energie" oder „übler Einfluss" übersetzt. Die dritte wird „emotionale Störung" genannt.

Die physischen Störungen beruhen auf drei Hauptfaktoren namens Wind, Galle und Schleim und auf der Kombination dieser Faktoren.[6] Die verschiedenen Kombinationen von Ungleichgewichten hat man in Kategorien gegliedert. Sie rufen 404 Haupttypen von Krankheit hervor. Es gibt auch untergeordnete Arten von Krankheiten, die man fast nicht mehr zählen kann.

Krankheiten aufgrund von negativen Einflüssen werden anders als körperliche Krankheiten erklärt. Wenn jemand mit einem wissenschaftlichen Geist von etwas wie „üblem Einfluss" liest, lacht er vielleicht und verwirft diese Vorstellung einfach. Aber manche Leser mit einem offenen Geist sagen vielleicht: „Ich möchte gerne wissen, was damit eigentlich gemeint ist." Es gibt drei Arten von üblen Einflüssen: sogenannte männliche, weibliche und neutrale Einflüsse. Wenn wir uns die Beziehung zwischen der Wahrnehmungsweise eines Kranken und dem, was „übler Einfluss" genannt wird, ansehen, kann das aufschlussreich sein.

Die Diagnose „übler Einfluss" wird in manchen Fällen aufgrund von Symptomen gestellt, die von westlichen Ärzten als Schizophrenie, intensive Paranoia oder Hysterie diagnostiziert werden könnten. In diesen Geisteszuständen kann der Patient nicht vorhandene Dinge sehen oder Stimmen hören, die andere Menschen nicht hören. Im Westen werden sie Wahnzustände genannt. Woher kommen diese Zustände? Sowohl physische Krankheiten als auch Krankheiten, die der buddhistischen Tradition zufolge „üblen Einflüssen" zugeschrieben werden, werden im Wesentlichen von den Emotionen verursacht, welche wir Anhaftung, Abneigung und Gleichgültigkeit nennen und die wir vorher als die drei Geistesgifte benannt haben. Diese Emotionen können zu Ungleichgewicht führen und dieses wiederum macht uns sowohl körperlich als auch geistig krank. Man kann das vielleicht leichter akzeptieren, wenn man die verschiedenen Beziehungen zwischen den geistigen und körperlichen Elementen untersucht, die auf Ursache und Wirkung beruhen. In Jahrhunderten der Forschung haben tibetische Ärzte den Ursprung verschiedener Arten von Krankheiten und übler Einflüsse dieser fundamentalen negativen Emotionen in verschiedenen Kombinationen ausfindig gemacht, und die Behandlung dieser Krankheiten findet deshalb sowohl auf der geistigen als auch der körperlichen Ebene statt. Die tibetische Medizin erklärt Krankheit in dieser Weise.

Um emotionale Störungen zu behandeln, wird der tibetische Arzt Ratschläge geben, wie der Geisteszustand des Kranken beziehungsweise seine innere Haltung zu ändern wären. Vielleicht fühlt sich die Person schlecht aufgrund von intensiver Wut oder großen Grolls. Es gibt bestimmte psychologische Übungen, die der Kranke ausführen kann, um seine Wut zu verringern und dadurch die Störung zu mildern. In solchen Fällen handelt der Arzt im Wesentlichen wie ein Psychotherapeut.

Wenn ein tibetischer Arzt auf einen Patienten trifft, wird er eine Diagnose stellen. In Tibet hat es früher keine technischen Hilfsmittel zum Diagnostizieren gegeben. Der Arzt verließ sich auf das, was sich ihm bot. Tibetische Ärzte wenden zwei Arten der Diagnose an. Die eine besteht in der Feststellung subtiler Pulsveränderungen am Handgelenk und die andere in einer Untersuchung des Urins. Anhand der Pulsdiagnose kann der Arzt feststellen, ob ein Patient eine normale Krankheit hat, eine Krankheit aufgrund übler Einflüsse oder eine Kombination aus den beiden, und welche von ihnen überwiegt. Wenn ein tibetischer Arzt sehr gelehrt und erfahren ist, wird er dem Patienten zu Beginn keine Fragen stellen. Er wird zuerst den Puls überprüfen, indem er drei Finger auf den Puls am Handgelenk legt. Dabei wird er eine Zeit lang die sechs subtilen Pulsschläge kontrollieren, die die Zustände in verschiedenen Körperteilen widerspiegeln. Dann wird er den Patienten fragen: „Leiden Sie vielleicht unter dem und dem?" Wenn er Recht hat, betrachtet man ihn als einen erfahrenen, vertrauenswürdigen Arzt.

Bei der Urin-Diagnose untersucht der Arzt den Urin auf verschiedene Eigenschaften hin: auf Klarheit, auf Farbe, auf Blasen- und Schaumbildung beim Umrühren und auf den Geruch. Durch diese Beobachtungen kann er eine Vielfalt von Krankheiten bestimmen, welche auf den drei bereits erwähnten Faktoren – Wind, Galle und Schleim – und ihren Kombinationen basieren.

In der tibetischen Medizin betrachtet man das Studium von Texten als nicht so wichtig wie die darauf folgende praktische Erfahrung. Die beste Diagnosezeit ist der frühe Morgen, bevor der Körper des Patienten durch Aktivitäten angeregt ist. Da ist die Diagnose präziser. Ein wirklicher Experte unter den tibetischen Ärzten kann sogar herausfinden, wie viel Zeit noch potentiell von der Lebensspanne des Patienten übrig ist. Diese Fähigkeit ist jedoch selbst unter tibetischen Ärzten etwas sehr Seltenes.

Der übrige diagnostische Prozess gleicht wahrscheinlich dem anderer Länder und Traditionen. Man achtet auf das Gesicht, seine Farbe, die Farbe der Augen, den Blick der Augen, die Nase, die Zunge, die Spannkraft der Haut, die Hautfarbe, die Haltung, die Atmung, den Blutkreislauf und ähnliches. Der Arzt nutzt all diese beobachtbaren Charakteristika.

Wie bereits erwähnt, versteht die tibetische Medizin alle körperlichen und geistigen Störungen letztendlich als Ausdruck der drei Geistesgifte Anhaftung, Abneigung und Gleichgültigkeit. Die drei Geistesgifte stammen letztlich aus der Unwissenheit, der Unkenntnis der wahren Natur unseres Geistes. Aus tibetischer Sicht gibt es, solange die Unwissenheit nicht beseitigt worden ist, keinen Weg zu perfekter Gesundheit. Der springende Punkt ist: Wenn man frei von Krankheit sein will, muss man also die Unwissenheit beseitigen. Wenn man die Symptome auflösen möchte, muss man deren Ursachen beseitigen. Deshalb wird gesagt, dass gewöhnliche fühlende Wesen zwangsläufig der Krankheit und üblen Einflüssen nicht entkommen können. Ihr Geist steht dauernd unter dem Einfluss der drei Geistesgifte.

Wir können daraus ersehen, dass die Grundursache von Krankheit die drei giftigen Emotionen sind, und die Wurzel dieser drei ist wiederum die Unwissenheit. Unwissenheit ist ein Mangel an Kenntnis – eine Unkenntnis der grundlegenden Natur der Dinge. Deshalb müssen wir die grundlegende Natur – die nicht-bedingte Natur – unseres Geistes jenseits der Anhaftung kennen lernen. Wir brauchen mehr als nur einen kurzen Einblick in diese Natur. Wir müssen diese Erfahrung so stärken, dass sie stabil wird. Wenn wir fähig sind, die Erfahrung unserer nicht-bedingten Natur zu stabilisieren, werden wir dadurch automatisch frei von Krankheit und negativen Einflüssen. Von einem erwachten Wesen, einem Buddha, sagt man manchmal, er habe die vier Dämonen besiegt. Einer dieser vier Dämonen sind die störenden Emotionen, welche die grundlegende Ursache aller Krankheit sind.

Wenn wir eine bestimmte Krankheit bekommen, ist das gewöhnlich die Folge bestimmter Umstände. Aus Sicht der tibetischen Medizin erzeugt eine ganze Reihe von Umständen zusammen eine Krankheit. Zu diesen Umständen gehören beispielsweise Ort, Zeit, Temperatur, innere Einstellung und Nahrung. Zusammen können sie zu einer bestimmten Art von Störung führen. Die äußere Welt, in der wir leben, die natürliche Umgebung, besteht aus Erde, Wasser, Feuer, Wind und Raum. Der physische Körper entspricht diesen fünf Elementen – wir besitzen Fleisch, Blut, Temperatur, Atmung und Lufträume im Inneren.

Um sich wohl zu fühlen, ist ein gewisses Gleichgewicht notwendig. Das Wetter und die Umwelt haben in der Vergangenheit die Menschen nicht so sehr beschäftigt, aber heutzutage scheinen sie Grund zu ständiger Sorge zu sein. Entweder gibt es zu viel Wasser oder nicht genug und zu viel Wärme oder nicht genug. Wenn diese Faktoren extrem werden, fangen wir an, uns Sorgen zu machen, dass wir an einem bestimmten Ort nicht mehr leben könnten. Die Umwelt scheint auf der ganzen Welt etwas instabil zu werden. Warum? Wegen eines Ungleichgewichtes zwischen den äußeren Elementen. Mit anderen Worten: Die Umwelt ist erkrankt.

Einen guten Aspekt gibt es aber zumindest dabei, die Umwelt kann nicht fühlen und leidet deshalb nicht. Die Bewohner dieser Umwelt leben jedoch, haben Bewusstsein und können fühlen. Wenn die Umwelt aus dem Gleichgewicht geraten ist, fühlen wir uns nicht wohl. Unter all den Bewohnern der Erde sind die Menschen die Fähigsten. Wir wissen, wie wir uns vor zu viel Hitze, zu viel Wasser, zu viel Wind schützen können. Wir wissen, wie man Nahrungsvorräte für schlechte Zeiten anlegt. So sind die Menschen: Sie denken voraus und versuchen sich angenehm und sicher einzurichten. Aber es gibt auch andere Wesen und die Tiere, die sich nicht so gut vor Umweltveränderungen schützen können. Sie leiden, wenn ein enormes Ungleichgewicht zwischen Wärme, Kälte und Feuchtigkeit besteht. Sie besitzen nicht die Fähigkeit, in sich verändernden Situationen für sich selbst zu sorgen. Wenn es wirklich schwierig wird, leiden Tiere schrecklich.

Wie in der äußeren Welt verursacht ein Ungleichgewicht im Körper ebenfalls Leiden. In der inneren Umwelt führt ein Ungleichgewicht der drei Faktoren Wind, Galle und Schleim zu Krankheit. Störungen der Windenergie können durch viele verschiedene Dinge verursacht werden, entstehen aber im Wesentlichen durch Sorgen und mentalen Stress. Sorgen und zu viel Denken können einen Menschen krank machen. Die beiden anderen Störungen hängen hauptsächlich mit der Ernährung zusammen.

Störungen der Windenergie werden häufig als seelische Störungen diagnostiziert, können aber auch durch äußere Umstände bedingt sein. Eine leichte Störung der Windenergie ist kein großes Problem. Man schläft nachts vielleicht schlecht oder fühlt sich ohne offensichtlichen Grund nervös und nicht im Gleichgewicht. Es ist nicht so schwierig damit umzugehen und man kann es heilen. Bei einer stärkeren Störung der Windenergie wird man als psychisch instabil beschrieben, und wenn das Ungleichgewicht sehr groß ist, wird man geistig gestört genannt. Im tibetischen Medizinsystem werden zwar auch Medikamente verschrieben, sie sind aber nicht der wichtigste Faktor für die Heilung. Die Umgebung, in der der Mensch lebt, übt den stärksten Einfluss aus. Sie sollte ruhig sein und unbelastend. Die Luft sollte sauber sein und der Patient sollte den Himmel sehen können. Das Wichtigste bei der Behandlung ist die Beseitigung der Ursachen für Sorgen. Störungen der Windenergie kann jeder von uns von Zeit zu Zeit bekommen, nicht nur einige anfällige Menschen.

Die zweite Art von Krankheiten sind Störungen der Gallenenergie. Sie beziehen sich nicht auf eine bestimmte Krankheit der Gallenblase, sondern rühren von zu fettreicher Ernährung her, insbesondere von altem oder ranzigem Fett oder Öl. Gallenstörungen bewirken, dass sich der Körper schwer anfühlt und man grundlos deprimiert oder reizbar ist. Wie zuvor, kann der Arzt auch hier bestimmte Verhaltensweisen, Umgebungen und Ernährungsweisen empfehlen und Medikamente verschreiben. Die meisten Medikamente für Gallenstörungen sind sehr bitter – sie schmecken scheußlich. In dieser Kategorie finden sich auch Beschreibungen von Gelbsucht und anderen Arten von Leberstörungen. In der tibetischen Medizin werden diese nicht als schwerwiegende Probleme betrachtet. Wenn sie früh erkannt werden, bevor die Haut gelb geworden ist, gibt es Medikamente, die sie sehr schnell beseitigen können. Die indische Tradition des Ayurveda und die tibetische Tradition verfügen beide über Medikamente zur Behandlung solcher Symptome. In der tibetischen Medizin kennt man ein sehr bitteres Getränk, das Gelbsucht in fünf bis sechs Tagen heilen kann. Eine andere Art von Medizin für Gallenstörungen ist ein Getränk aus Zuckerrohr – nicht aus dem Zucker, sondern dem Rohr selbst. Es beseitigt die gelbe Färbung des Körpers, wenn sie einmal aufgetreten ist, wieder sehr schnell.

Die dritte Art von Krankheit ist die Störung der Schleimenergie. Wenn eine Störung der Schleimenergie chronisch geworden ist, ist sie sehr schwer zu heilen. Es gibt viele verschiedene Arten von Schleimstörungen, aber auch sie erfordern eine bestimmte Ernährungsweise, eine bestimmte Umgebung, besondere Verhaltensweisen und bestimmte Medikamente. Eine Krebskrankheit würde zu den Schleimstörungen zählen. In den letzten Jahrzehnten haben tibetische Ärzte den Krebs studiert und sie zählen ihn jetzt zu einer der achtzehn Arten von Krankheiten, die auf Tibetisch *nyen* genannt werden. Von diesen achtzehn Krankheiten können einige in einem frühen Stadium geheilt werden, aber nicht, nachdem sie begonnen haben, sich im Körper auszubreiten. Andere Krankheiten aus dieser Kategorie sind unheilbar, egal was man dagegen unternimmt. Sie greifen speziell die lebenswichtigen Organe wie die Milz und die Bauchspeicheldrüse an und zerstören sie.

Ein erfahrener Arzt wird den Unterschied zwischen einer körperlichen Störung und einem üblem Einfluss feststellen können. Wenn es sich um einen üblen Einfluss handelt, genügen Medikamente nicht. Es ist noch etwas anderes notwendig. In solchen Situationen werden bestimmte Rituale – Zeremonien mit Mantren und Rezitationen – mit einer medizinischen Behandlung kombiniert. Bei emotionalen Störungen pflegt der Arzt Ratschläge zu erteilen, wie der Kranke seinen Geisteszustand und seine Einstellung verändern kann. Starke Wut oder großer Groll könnten der Grund dafür sein, weshalb sich die Person schlecht fühlt.

Tibetische Heiler sind der Ansicht, dass eine glückliche Geisteshaltung auch eine Art Medizin für die kranke Person sei. Die Frage, wie man dem Patienten helfen kann, sich wohl zu fühlen und sich zu entspannen, wird als sehr wichtig betrachtet. Es ist auch eine Form der Behandlung, dafür zu sorgen, dass sich der Patient wohl fühlt. Der entspannte psychische Zustand wird zur Grundlage für die darauf folgende Behandlung. Wenn man dafür gesorgt hat, dass sich die Person unbeschwerter fühlt, dann wird die zusätzlich verabreichte Medizin nicht nur schneller wirken, sondern letztendlich auch wirksamer sein.

In den medizinischen Schriften, von denen manche über 1000 Jahre alt sind und heute noch verwendet werden, finden sich klare Beschreibungen von operativen Eingriffen, von Hitzebehandlungen an bestimmten Punkten des Körpers und Aderlässen an verschiedenen Stellen. Die Instrumente für diese Behandlungen existieren noch. Die eigentlichen Techniken für die operativen Eingriffe und damit die Fähigkeit zu operieren sind jedoch ausgestorben. In den Texten sind Bauchoperationen, die Beseitigung von grauem Star und andere Operationen beschrieben, aber die Tradition, solche Operationen durchzuführen, existiert jetzt in der tibetischen Medizin nicht mehr. Die Hitzebehandlung bestimmter Punkte wird noch angewendet, ebenso Aderlässe an bestimmten Punkten.

Aderlässe sind keine einfache Sache. Man muss sehr genau bestimmen, an welcher speziellen Stelle des Körpers das kranke Blut herausgelassen werden soll, wie viel und zu welcher Tageszeit. Die Behandlung muss von einem erfahrenen Arzt vorgenommen werden, sonst kann sie sehr gefährlich sein. Man muss als Erstes genau unterscheiden zwischen dem Anteil des kranken Blutes im Körper und dem übrigen zirkulierenden Blut und dann sicherstellen, dass nur das kranke Blut herausgeleitet wird und der Rest im Körper bleibt.

Bei bestimmten Störungen ist die tibetische Medizin besonders nützlich. Eine davon ist die Windstörung, die sich in Gefühlen von Angst, Unruhe oder Schlafstörungen ausdrückt. Dies sind meiner Meinung nach auch verbreitete Beschwerden bei Patienten im Westen. Gallenstörungen verursachen Gelbsucht, aber es gibt auch mildere Formen, bei denen man sich nur grundlos müde oder träge fühlt. Mit tibetischen Medikamenten kann man sowohl Wind- als auch Gallenstörungen beheben.

Insgesamt gibt es drei wichtigste Heilmethoden in der Tradition der tibetischen Medizin. Bei der ersten Methode werden stoffliche Substanzen genutzt, Medikamente, die eingenommen werden können. Bei der zweiten Methode benutzt man Mantren, bestimmte Sätze oder Töne, die viele Male wiederholt werden. Die dritte Methode stützt sich auf die Übung, bei der ein Zustand namens *Samadhi* erlangt wird, eine entspannte Kontemplation, die man durch spirituelle Praxis erreicht. Auch die Weisheit, die der Arzt durch die spirituelle Praxis erlangt, kann zur Heilung des Patienten beitragen.

Diese beiden letzten Methoden sind für wissenschaftlich orientierte Menschen vielleicht schwierig zu akzeptieren. Ich habe aber gehört, dass zur Zeit im Westen wissenschaftlich untersucht wird, ob Gebete, die für Patienten ohne deren Wissen gesprochen werden, sich positiv auf den Gesundungsprozess auswirken. Bis jetzt haben die Studien eine nutzbringende Wirkung gezeigt. Es gibt auch Studien über westliche Menschen, bei denen sich die Funktion des Immunsystems messbar verbesserte, nachdem sie Meditieren gelernt haben. Es kann also von Vorteil sein, diesem Thema gegenüber offen zu bleiben.

In der tibetischen Medizin glaubt man stark an die Bedeutung der edlen Absichten des Arztes, zusätzlich zu dem Können, das notwendig ist, um Diagnosen zu stellen und Behandlungen zu empfehlen. Wenn der Arzt ein gutes Herz hat, wird die verschriebene Medizin stärker wirken. Das ist ein weit verbreiteter Glaube in Tibet. Sowohl in der tibetischen Medizin als auch in der westlichen müssen Ärzte sehr intelligent sein und viel lernen. Sie müssen die Anzeichen und Symptome von Krankheiten und die entsprechenden Behandlungen auswendig lernen. Zusätzlich sammeln tibetische Ärzte oft Kräuter und stellen ihre eigenen Medikamente her. Ein Arzt mag viel können, intelligent sein und alles richtig machen, aber wenn er zu stolz ist, können seine liebevolle Güte und Fürsorge nur sehr gering sein. Als Ergebnis davon ist die Heilung eventuell nur mittelmäßig. Im Gegensatz dazu ist es für einen nicht allzu gebildeten Arzt mit einem wirklich guten Herzen sehr wohl möglich größere Heilerfolge zu erzielen.

Letztendlich beurteilen wir einen Arzt nicht nur nach seinen akademischen Leistungen, sondern auch nach seiner edlen Gesinnung. Es wäre interessant, aus westlicher wissenschaftlicher Sicht zu untersuchen, ob man die Beziehung zwischen dem Wohlwollen des Arztes und der Wirksamkeit der medizinischen Behandlung dieses Arztes messen kann – mit anderen Worten, ob die guten Absichten und die Energie, die ein mitfühlender Arzt auf seine Patienten richtet, von beobachtbarem Nutzen sind. In Tibet ist der Nutzen dieser positiven Haltung allgemein anerkannt und wird höher geschätzt als die Medikamente selbst.

Das ist der Kernpunkt in diesem Buch. Wenn Medizin und Mitgefühl verbunden werden, bedeutet das, sich zu entschließen Mitgefühl zu entwickeln – den Wunsch, Leiden zu lindern – um den Patienten zu nützen. Wenn Sie diesen edlen Entschluss einmal getroffen haben, wird sich alles andere daraus ergeben. Ein edles Herz zu haben ist sehr kostbar. Es ist die wichtigste Grundlage der Heilung.

Nachwort

Die Vorstellung von einem Mitgefühl, das spontan aus unserer grundlegenden Natur hervorgeht, so wie Chökyi Nyima Rinpoche es in diesem Buch beschrieben hat, mag einem zunächst unmöglich erscheinen. Erinnern Sie sich nur daran, dass viele westliche wissenschaftliche Erkenntnisse wie die Relativitätstheorie und die Quantenmechanik ebenso schwer zu verstehen und zu akzeptieren sind, wenn sie einem zum ersten Mal erklärt werden. Durch Lesen und Nachdenken werden diese Ideen jedoch immer vertrauter und leichter zu akzeptieren. An irgendeinem Punkt kann es notwendig werden, einen Lehrer zu finden, der einem sagen kann, wie man sich darin übt, die eigene grundlegende Natur zu erkennen. In der buddhistischen Philosophie wird diese Art von Übungen immer persönlich erklärt. Auf diese Weise kann ein qualifizierter Lehrer einem motivierten Schüler die Richtung weisen, sodass er den Sprung von etwas, das ihm in Gedanken zuerst unmöglich erscheint, hin zur persönlichen Erfahrung macht. An diesem Punkt verstärkt weiteres Üben die Erkenntnis und macht sie immer stabiler.

Viele Menschen haben mir vorgeschlagen, dass *Medizin und Mitgefühl* direkt auf Medizinstudenten im ersten und zweiten Jahr ausgerichtet sein sollte. Ich glaube wirklich, dass Medizinstudenten einen großen Nutzen aus diesem Buch ziehen würden – und es wäre ein wunderbares Geschenk für jemanden, der gerade mit dem Medizinstudium beginnt. Damit die Studenten aber wirklich mehr Mitgefühl entwickeln können, muss sich auch die Lernumgebung des Krankenhauses langsam verändern, so dass die Studenten Vertrauen in ihre eigenen Bemühungen gewinnen können. Wir brauchen begleitende Ärzte, die über Mitgefühl mit der gleichen Leichtigkeit sprechen wie beispielsweise über Herzversagen. Der Schwerpunkt in den medizinischen Zentren muss dahingehend verlagert werden, dass mangelnde Freundlichkeit den Patienten gegenüber als ein Versagen betrachtet wird, ob nun die Fähigkeit zu diagnostizieren und zu behandeln vorbildlich ist oder nicht.

Denjenigen unter Ihnen, die sich ihr bereits unglaublich arbeitsreiches Leben ansehen und fragen, wie Sie bloß zusätzliche Zeit finden können, etwas über Mitgefühl zu lesen und sich darin zu üben, möchte ich sagen: Erinnern Sie sich einfach nur an Chökyi Nyima Rinpoches Rat, „Man findet immer Zeit, die Dinge zu tun, an denen man wirklich interessiert ist." Wenn Sie ein immer größeres Interesse am Mitgefühl entwickeln und die positiven Auswirkungen Ihrer Bemühungen auch festzustellen sind, werden Sie wie von selbst mehr Zeit finden.

DR. DAVID R. SHLIM

Fußnoten

1   Der tibetische Buddhismus hat vier wichtige Traditionslinien. Seine Heiligkeit der Dalau Lama ist hauptsächlich mit der Gelugpa-Linie verbunden. Der Karmapa ist das Oberhaupt des wichtigsten Zweiges der Kagyu-Linie. Die beiden anderen sind die Nyingma- und die Sakya-Linie.

2   Eine der grundlegendsten Erkenntnisse der buddhistischen Philosophie ist die, dass unser Geist ein Gewahrsein besitzt, welches nicht auf Gedanken und Gefühlen beruht. Dieser Zustand wird als *Leerheit* bezeichnet, aber anstatt eine wirkliche Leere zu sein, enthält dies leere Gewahrsein jenseits von Gedanken besondere Qualitäten. Diese inhärenten Qualitäten sind Mitgefühl und Weisheit, und wenn sie aus dieser leeren Natur hervortreten, werden sie als viel größer erlebt als das Mitgefühl und die Intelligenz, die von unseren bewussten Gedanken entwickelt werden.

3   Chökyi Nyima Rinpoche beschreibt die Interaktion zwischen unserem Bewusstsein und unseren Wahrnehmungsorganen. Obwohl es scheinen mag, als ob unsere Augen nur ein Fenster zu unserem Gehirn seien, können wir in Wirklichkeit nur das sehen, worauf wir unsere Aufmerksamkeit richten. Wenn wir unsere Aufmerksamkeit begrenzen, stellen wir fest, dass wir in einem begrenzten Moment nur sehr kleine Teile unserer Umwelt sehen können. Wie ein Computer fügt unser Gehirn diese Teile zu einem kohärenten Bild der Realität zusammen. Was wir Realität nennen, ist aus winzigen Materiestückchen zusammengesetzt, von denen man sogar in der modernen Physik am Ende feststellt, dass sie keine solide Existenzgrundlage besitzen. Aufgrund fehlender Solidität der Materie und unserer Unfähigkeit, irgendetwas zu sehen, worauf wir nicht unsere Aufmerksamkeit gerichtet haben, können wir dem bloßen Sehen nicht einfach blind vertrauen.

4   In einem Artikel in „The Lancet", einer der besten medizinischen Zeitschriften der Welt, zog man folgenden Schluss aus der Untersuchung von Studien, bei denen man die Auswirkung mitfühlender Fürsorge auf das Ergebnis für den Patienten zu beurteilen versuchte: „Eine ziemlich konstante Feststellung ist, dass Ärzte mit einem warmherzigen, freundlichen und beruhigenden Verhalten mehr bewirken als Ärzte, die die Konsultationen formell halten und nicht beruhigend auf die Patienten wirken." [10. März 2001]

5   Wir betrachten die Gelegenheit, etwas über buddhistische Meditationspraktiken zu lesen und sie zu üben, als selbstverständlich. Diese Praktiken florierten über 1000 Jahre lang in Tibet, wurden aber abrupt eingeschränkt, als die Chinesen in den Fünfziger Jahren einmarschierten. Auch heute noch genießen die Tibeter nicht die vollständige Freiheit, den Buddhismus in ihrem eigenen Land studieren und praktizieren zu dürfen.

6   Die tibetischen Wörter für diese drei Faktoren entsprechen den englischen bzw. deutschen Übersetzungen nicht im wörtlichen Sinne. Der Begriff „Galle" sollte nicht als die Flüssigkeit in der Gallenblase verstanden werden und „Schleim" nicht als die Substanz, die von einer kranken Lunge produziert wird.

Literatur

Chökyi Nyima Rinpoche ist der Autor diverser englischsprachiger Bücher. In deutscher Übersetzung ist bislang erschienen:

Chökyi Nyima Rinpoche: *Das Bardo-Buch: ein Führer durch Leben, Tod und Wiedergeburt,* aus dem Englischen von Ulli Olvedi, [Übers. aus dem Tibet. ins Engl. von Erik Pema Kunsang], Bern, München, Wien, O.W.Barth, 1998

Weitere Lektüre-Empfehlungen in deutscher Sprache

Dalai Lama und Howard C. Cutler: *Mein Wegweiser zum Glück,* aus dem Engl. von Werner Wahls. – Bergisch Gladbach, Bastei Lübbe, 2004

Matthieu Ricard, Olivier Föllmi, Danielle Föllmi: *Buddhismus im Himalaya,* München, Knesebeck, o.J.

Dalai Lama: *Die Kraft der Menschlichkeit,* aus dem Englischen von Michael Wallossek, Berlin 2003, Theseus

Sogyal Rinpoche: *Das Tibetische Buch vom Leben und vom Sterben – Ein Schlüssel zum tieferen Verständnis von Leben und Tod,* aus dem Englischen von Thomas Geist und Karin Behrendt, Bern, München, Wien, O.W.Barth, 2003

Tulku Urgyen Rinpoche: *Die Worte des Buddha,* aus dem Englischen von Thomas Roth, [Übers. aus dem Tibet. ins Engl. von Erik Pema Kunsang], Freiamt, Arbor, 2004

Verbindungen und Kontakte

Wenn dieses Buch Sie inspiriert hat und Sie sich jetzt fragen, was Sie als Nächstes tun können, so finden Sie hier ein paar Vorschläge. Um mehr Mitgefühl entwickeln zu können, braucht man Unterstützung. Manche von Ihnen fühlen sich vielleicht angesprochen von Chökyi Nyima Rinpoches Worten und möchten einmal Belehrungen von ihm direkt erhalten. Chökyi Nyima Rinpoche wohnt in Kathmandu, Nepal, im Kloster Ka-Nying Shedrup Ling. Sie können ihm an folgende Adresse schreiben:

Venerable Chökyi Nyima Rinpoche, Ka-Nying Shedrup Ling Monastery, PO Box 1200, Boudhanath, Kathmandu, Nepal
E-mail: cn_rinpoche@yahoo.com

Auch Dr. David Shlim können Sie kontaktieren:

Dr. David R. Shlim, P.O. Box 40, Kelly, WY 83011, USA
E-mail: drshlim@wyom.net

Dr. Shlim würde sehr gerne von Lesern des Buches hören, wie ihre Reaktion darauf war. Er möchte Geschichten aus der Welt der Ärzte und des Pflegepersonals über Mitgefühl sammeln – oder über einen offenkundigen Mangel an Mitgefühl – und sie dazu verwenden, eine größere Betonung des Mitgefühls bei der medizinischen Versorgung anzuregen und zu fördern. Bitte schicken Sie Ihre Geschichten per Post oder E-mail an die oben genannte Adresse.

Medizin und Mitgefühl gehört zu einem langfristigen Projekt von Dr. Shlim und Chökyi Nyima Rinpoche, das Mitgefühl zum großen Nutzen für Patienten und Pflegepersonal in den medizinischen Alltag integrieren will. Um mit diesem Projekt in Verbindung zu bleiben und sich über zukünftige Seminare über

Medizin und Mitgefühl mit Chökyi Nyima Rinpoche und anderen zu informieren, können Sie unsere Homepage besuchen:

http://www.medicineandcompassion.com

Chökyi Nyima Rinpoche ist das spirituelle Oberhaupt der Chokling Tersar Stiftung, deren Ziel es ist, authentische tibetisch-buddhistische Belehrungen auch im Westen zu bewahren und bekannt zu machen. Dr. Shlim ist der Präsident der Chokling Tersar Stiftung in den USA.

Um sich näher über die Aktivitäten der Chokling Tersar Stiftung zu informieren, können sie ihre Homepage www.gomdeusa.org besuchen. Die Postadresse lautet:

Chokling Tersar Stiftung, Rangjung Yeshe Gomde USA
66000 Drive Thru Tree Road, PO Box 162, Leggett,
CA 95585-0162, USA

Wenn Sie sich für ein Seminar mit Chökyi Nyima Rinpoche im deutschsprachigen Raum interessieren oder auch, wenn Sie weitere Fragen haben oder uns einfach nur besuchen möchten, können Sie sich jederzeit gerne an Rangjung Yeshe Gomde Deutschland/Österreich wenden. Dieses buddhistische Studien- und Meditationszentrum wurde im Frühjahr 2004 von der deutschsprachen Sangha erworben, Chökyi Nyima Rinpoche ist Gründer und spiritueller Leiter des neuen Zentrums.

Neben Seminaren werden auch Retreatplätze angeboten. In naher Zukunft soll auch hier ein Ort des buddhistischen Studiums errichtet werden. Das Anwesen ist idyllisch gelegen in den Ausläufern der oberösterreichischen Alpen und bei den Einheimischen als Guth zu Rath bekannt.

Rangjung Yeshe Gomde, Guth zu Rath, Baeckerberg 18,
4644 Scharnstein, Austria, Telefon: +43(0)7615-20313
info@gomde.de
http://www.gomde.de

Weitere Bücher aus dem Arbor Verlag

Tulku Urgyen Rinpoche
Die Worte des Buddha

Die Worte des Buddha entfaltet den Weg der Erleuchtung –
jene allmähliche Enthüllung des erwachten Geistes, der schon
jetzt in jedem von uns präsent ist. Dabei betont Tulku Urgyen
Rinpoche, dass wir Buddhaschaft nicht außerhalb von uns
finden werden. Sie ist kein „Ding", das auf magische Weise
zu uns herabsteigt und die Menschen in einen Buddha verwandelt. Es ist unsere persönliche Erfahrung, die uns auf den
buddhistischen Weg führt. Ein Weg, aus dem heraus sich unsere
Erkenntnis nährt. Diese sehr eigene Art buddhistischer Unter-
weisung, bekannt geworden als „Instruktion durch persönliche
Erfahrung", macht „Die Worte des Buddha" zu einem kostbaren
Begleiter auf jedem Weg spiritueller Praxis. Ein Buch für alle
Praktizierenden des Dharma. Auch als Einstieg in Tulku Urgyen
Rinpoches Werk geeignet.
Präzise, in wenigen Worten und äußerst einfühlsam gelingt es
Tulku Urgyen Rinpoche, die praktische Bedeutung der Medita-
tion zu skizzieren – untrennbar verwoben mit den Fragen und
Praktiken des täglichen Lebens.

ISBN 3-924195-85-4

Tulku Urgyen Rinpoche
Regenbogenbilder
Aspekte der Dzogchenpraxis

Tulku Urgyen Rinpoche versteht es auf einzigartige Weise, sich
auf die einfache Herangehensweise eines Meditierenden zu
konzentrieren. Ihm gelingt das seltene Kunststück, die Dinge
klar und einfach darzustellen, während er dem Schüler die Möglichkeit eröffnet, durch Fragen und Anweisungen persönliche
Erfahrung anzusammeln. Eine Methode, die von direkten und

tiefgründigen Anweisungen durchdrungen ist und „Instruktion durch persönliche Erfahrung" genannt wird.

Ein Buch für alle ernsthaften Praktizierenden des Dharma. Regenbogenbilder richtet sich vor allem an jene Praktizierende des Dharma, die Opfer von Zweifeln, Missverständnissen und falschen Ansichten geworden sind. Meditierende also, die etwas von ihrem Enthusiasmus verloren haben.

„Ich finde immer, dass eine halbe Stunde mit Rinpoche nützlicher ist, als sich durch Berge von Büchern zu arbeiten. Und genau das ist der Effekt dieser „Instruktion durch persönliche Erfahrung".

Chökyi Nyima Rinpoche

ISBN 3-924195-84-6

Jon Kabat-Zinn
Zur Besinnung kommen

Unsere Gesundheit und unser Wohlergehen stehen auf dem Spiel, wenn es uns nicht gelingt, in dieser aus den Fugen geratenen Welt wieder zur Besinnung zu kommen, als Individuen und als menschliche Gemeinschaft. Dies ist die zentrale These des bekannten Verhaltensmediziners und Meditationslehrers Prof. Dr. Jon Kabat-Zinn, dessen Programm der „Stressbewältigung durch die Praxis der Achtsamkeit" (MBSR) weltweit in immer mehr Universitätskliniken, Krankenhäusern, Gesundheitszentren, aber auch in wirtschaftlichen und politischen Institutionen erfolgreich praktiziert wird.

Wir haben weitgehend den Kontakt verloren zur wahren Wirklichkeit dessen, was wir in unserer Tiefe und in allen unseren Möglichkeiten sind. Diese Entfremdung von dem, was wirklich ist, macht uns und unsere Gesellschaft auf die Dauer krank.

Dieses Buch zeigt, wie wir mit Hilfe der Achtsamkeitspraxis wieder zur Besinnung kommen und mit allen Sinnen zu einem gesunden und erfüllten Leben in der Gemeinschaft finden können.

ISBN 3-936855-17-X

Gerne informieren wir Sie über unsere weiteren Veröffentlichungen und Veranstaltungen zum Thema. Schreiben Sie uns oder besuchen Sie uns im Internet unter:

www.arbor-verlag.de

Hier finden Sie umfangreiche Leseproben, aktuelle Informationen zu unseren Büchern und Veranstaltungen, Links und unseren Buchshop.

Informationen über unsere regelmäßigen Aktivitäten im Themenfeld achtsamkeitsbasierter Medizin finden Sie unter

www.medizin-mitgefuehl.de
sowie
www.mbsr-deutschland.de

Arbor Verlag • D-79348 Freiamt
Tel: 0761. 401 409 30 • info@arbor-verlag.de